Quando o Véu se Desvanece
Encontros Espirituais e Energias Sutis
Virginia Santos

Copyright © 2022 Virginia Santos
Todos os direitos reservados.
Nenhuma parte deste livro pode ser reproduzida de qualquer forma ou por quaisquer meios sem a permissão por escrito do detentor dos direitos autorais.
Imagem da capa © Vellaz Studio
Revisão por Armando Vellaz
Design gráfico por Amadeu Brumm
Layout por Matheus Costa
Todos os direitos reservados para:
Luiz A. Santos
HOLISMO

Sumário

Prólogo 5
Capítulo 1 A Conexão Entre os Mundos 8
Capítulo 2 O Papel das Energias Sutis 15
Capítulo 3 Momentos de Ternura 22
Capítulo 4 A Natureza das Mensagens Espirituais 30
Capítulo 5 Rituais de Conexão 37
Capítulo 6 Escolhendo o Momento Certo 44
Capítulo 7 A Arte da Visualização 52
Capítulo 8 O Poder da Intenção 59
Capítulo 9 O Silêncio Interior 66
Capítulo 10 A Escuta dos Sinais 73
Capítulo 11 Sonhos como Portais 80
Capítulo 12 O Papel das Oferendas Simbólicas 87
Capítulo 13 Comunicação Espiritual 94
Capítulo 14 Instrumentos Espirituais 101
Capítulo 15 O Sinal de Resposta 109
Capítulo 16 O Poder das Palavras 116
Capítulo 17 Cânticos e Mantras 123
Capítulo 18 O Desapego 130
Capítulo 19 Lugares Sagrados: Portais de Comunicação ... 137
Capítulo 20 Rituais de Água e Fogo 144
Capítulo 21 Reencontro Espiritual 151
Capítulo 22 A Força do Perdão 158
Capítulo 23 Continuidade do Amor 165
Capítulo 24 Criando um Espaço de Memória 171

Capítulo 25 A Música 178
Capítulo 26 Rituais de Comemoração 185
Capítulo 27 Símbolos Naturais 192
Capítulo 28 A Jornada do Luto 199
Capítulo 29 Nova Perspectiva.. 206
Epílogo 213

Prólogo

Você está prestes a cruzar um limiar que poucos têm a coragem de atravessar. Aqui, os mistérios da vida e da morte não são apenas sombras do desconhecido, mas partes vivas de um ciclo que nos envolve a todos. Neste espaço, as fronteiras entre o visível e o invisível tornam-se maleáveis, permitindo que a essência de quem já partiu possa ainda ser sentida, como um calor suave que toca a alma em noites silenciosas. Sinta-se convidado a explorar esses segredos, revelados por aqueles que compreendem o sutil entrelaçar dos mundos.

Este livro não é para todos; ele é para você, que sente um chamado mais profundo, uma voz suave que ressoa nas horas solitárias, quando o mundo parece adormecer. Você, que já experimentou aquele arrepio repentino e não conseguiu explicar. Aqui, encontrará respostas que nunca foram pronunciadas, mas que sempre estiveram presentes, esperando para serem descobertas nos detalhes mais sutis da existência. As páginas que seguem revelam como os antigos sabiam que o amor e a saudade não são interrompidos pela morte, mas encontram novas formas de se manifestar.

A história da humanidade é rica em relatos de momentos em que o véu que separa o aqui do além se dissolve. Talvez você também já tenha sentido isso—uma presença amorosa que se insinua em um sonho, ou uma brisa que traz um perfume esquecido. Não são meras coincidências. São sinais de que os laços que nos uniram na vida não se desfazem na morte. Cada cultura, cada ritual descrito nas páginas seguintes, traz uma chave para entender essa continuidade. As fogueiras acesas pelos celtas, os altares do Dia dos Mortos no México, as lanternas japonesas do Obon—todas essas tradições reconhecem um segredo que o seu coração já intui: a distância entre os mundos não é maior do que a saudade.

Você encontrará, nesta leitura, uma abertura para compreender como as energias sutis que nos cercam podem ser mensageiras entre os planos. Elas são um fio invisível, entrelaçado com os seus próprios sentimentos, capaz de levar o que há em seu coração até aqueles que já partiram. Aqui, aprenderá a perceber os sinais que sempre estiveram ao seu redor, como um código que apenas os sensíveis são capazes de decifrar.

Não se trata de uma promessa de respostas fáceis. Este livro é um convite a um mergulho nas águas profundas do desconhecido, um lugar onde a lógica se curva diante da intuição. O mundo espiritual está mais próximo do que imagina. E se, por um momento, os seus pensamentos fossem capazes de atravessar as barreiras do tempo e do espaço? E se o seu amor, mesmo em silêncio, pudesse ser sentido por quem já não está entre nós? Cada capítulo é um passo adiante nesse caminho, guiando-o através de histórias, práticas e insights que irão despertar em você uma nova percepção.

O mundo que lhe espera nestas páginas está vivo, pulsando com a energia de milhares de anos de sabedoria e experiências humanas. Ao lê-las, perceberá que o que chamamos de morte é apenas uma transição, uma curva no caminho que todos percorremos. Os sussurros das tradições antigas revelam que, ao aceitar essa verdade, podemos encontrar conforto e, quem sabe, um sentido mais profundo para as nossas próprias perdas.

Você será levado a questionar aquilo que antes considerava imutável, a enxergar além do óbvio e a perceber que a vida e a morte são, na verdade, dois lados da mesma moeda. Neste lugar de encontro entre mundos, os sonhos se tornam mensagens, os gestos se transformam em rituais, e cada detalhe carrega em si um eco do que está além. Prepare-se para sentir, para experimentar e para, finalmente, abrir a sua alma à possibilidade de que o amor não se desfaz com o fim de um corpo.

Aqui, cada palavra foi escolhida como uma lanterna para iluminar os caminhos que você poderá trilhar. As histórias que encontrará foram vividas e transmitidas através dos séculos, e agora chegam a você, para que as compreenda com os olhos de quem sabe que há algo mais. Permita-se caminhar por entre essas páginas e encontrar, nelas, o reflexo de suas próprias dúvidas e esperanças. Você, que chegou até aqui, sabe que existem portas que só podem ser abertas pelo coração. O que está prestes a descobrir não é um simples conhecimento—é um reencontro com aquilo que, em algum nível, você sempre soube ser verdadeiro.

Capítulo 1
A Conexão Entre os Mundos

Ao longo dos séculos, inúmeras culturas ao redor do mundo carregam histórias de momentos em que o que chamamos de "véu" entre o mundo físico e o espiritual se torna mais fino. Esses momentos, dizem as lendas, são como uma névoa que se dissipa temporariamente, permitindo que as almas de entes queridos possam sentir e ser sentidas. A crença na existência de um limite permeável entre os vivos e os mortos é uma das mais antigas da humanidade. Por trás desse conceito, reside a esperança de que, mesmo depois que a vida se esvai do corpo, o amor e os laços de afeto ainda encontram meios de se manifestar, sussurrando em nossa alma através de uma brisa suave ou de um sonho envolvente.

Em várias tradições ao redor do mundo, há histórias de épocas em que o mundo dos vivos se torna uma porta aberta para os que já partiram. O Samhain celta, por exemplo, celebra a transição do outono para o inverno, acreditando que esse momento de mudança entre as estações enfraquece a barreira que separa os dois mundos. Nesse período, as almas dos que partiram são convidadas a retornar para uma última refeição ao lado de seus familiares, que acendem fogueiras e preparam mesas com oferendas. A chama do fogo, com seu brilho e calor, é vista como um guia, iluminando o caminho para os que vagam entre as sombras.

Na mesma linha, temos o Dia dos Mortos no México, uma das mais conhecidas tradições de celebração àqueles que partiram. Para os mexicanos, não há despedida final. A morte é apenas uma etapa da vida, uma transformação. Em novembro, as cidades se enchem de cores, flores de cempasúchil e altares com velas que acendem a escuridão, guiando as almas de volta para casa. A atmosfera é de saudade, mas também de festa. A vida e a morte dançam juntas, e acredita-se que os entes queridos possam visitar os vivos e se reconfortar com o amor que lhes é oferecido em forma de alimentos, música e memórias compartilhadas.

Não se trata apenas de datas específicas ou festividades. Em certas noites silenciosas ou em lugares de beleza sublime, há quem sinta que uma presença amorosa se aproxima, como um afago invisível. Esses momentos despertam um calor no peito e um arrepio leve que percorre a pele. Podem ser percebidos em situações inesperadas, como um pôr do sol mais vibrante ou em uma brisa que carrega um perfume conhecido, que parecia há muito tempo perdido. Em muitos cantos do mundo, as pessoas compartilham a sensação de que o sagrado se manifesta nessas ocasiões, como se um eco do mundo espiritual se fizesse ouvir.

A ideia de um mundo espiritual próximo ao nosso não se limita a uma única crença. Ela se espalha, camuflada em costumes e mitologias, em culturas tão distantes quanto a antiga China e as tribos indígenas das Américas. No Japão, o Obon, um festival de verão, traz uma visão similar: acredita-se que, por alguns dias, as almas dos antepassados retornam ao mundo dos vivos para visitar suas famílias. As lanternas de papel, cuidadosamente acesas e soltas nos rios, guiam os espíritos de volta à terra de onde vieram, enquanto as danças tradicionais e as oferendas demonstram respeito e gratidão.

Há, nessas crenças, um fio condutor que atravessa o coração humano: o desejo de que aqueles que amamos nunca estejam realmente perdidos. A perda física não apaga o que foi compartilhado. As lembranças tornam-se pontes, e a saudade transforma-se numa linguagem própria, falada no silêncio de um quarto ou nas palavras não ditas durante uma caminhada solitária.

De alguma forma, as tradições buscam ensinar que os laços de afeto continuam, transcendendo a existência material.

Esse anseio de reconectar-se não é apenas uma busca por respostas, mas um ato de amor. É uma forma de manter vivos os sorrisos que já não vemos, de ouvir os conselhos que ficaram suspensos no ar e de sentir a presença que parecia tão distante. Para muitos, enviar uma mensagem aos que partiram, mesmo que apenas em pensamento, é um modo de dizer que ainda estamos aqui, lembrando e sentindo. E há momentos, sussurram essas tradições, em que essas mensagens podem ser recebidas mais facilmente.

Cada cultura, à sua maneira, procura reconhecer essas brechas no tecido do tempo e do espaço, momentos em que o coração pulsa em sintonia com o que está além. Seja em um ritual coletivo, seja na intimidade de um quarto escuro, essas crenças nos lembram que o mundo visível é apenas uma parte de uma realidade maior. Assim, podemos nos permitir, por um instante, acreditar que os que partiram ainda nos ouvem, ainda sentem o amor que enviamos através de nossos pensamentos e sentimentos.

E quando o véu se torna mais fino, as barreiras entre os mundos são apenas ilusões passageiras. É como se, por um breve instante, o mundo se dobrasse sobre si mesmo, permitindo que o toque da eternidade alcançasse a ponta de nossos dedos. E nessas horas especiais, repletas de mistério e de silêncio, talvez o que chamamos de distância não passe de um pequeno suspiro entre duas almas que se reconhecem, mesmo que separadas pelo tempo.

Assim, ao contemplar essas crenças e tradições, nos perguntamos: e se houver, de fato, uma abertura para que nossos sentimentos se tornem mensagens? E se nossos pensamentos puderem voar como aves migratórias, atravessando o desconhecido até alcançar aqueles que amamos? Esta é a promessa que ecoa em tantas culturas, a esperança de que o amor, mesmo diante da separação definitiva, pode encontrar novas formas de ser comunicado. Uma esperança que, no fundo, todos carregamos, como uma luz que nunca se apaga completamente.

Quando as folhas começam a cair no hemisfério norte, em meados de outubro, e o vento carrega consigo um aroma de terra úmida e mudança, alguns povos antigos acreditavam que o mundo se abria de uma forma especial. Na tradição celta, o Samhain, celebrado entre o final de outubro e o início de novembro, marca o momento em que o verão se despede e o inverno começa a estender seu manto frio. Mas mais do que isso, é uma época em que o véu entre o mundo dos vivos e o dos mortos se torna fino como uma teia de aranha ao luar. No passado, acreditava-se que os espíritos dos ancestrais podiam caminhar novamente entre os vivos, e que aqueles que aqui permaneciam podiam sentir a presença dos que já haviam partido.

O Samhain traz uma atmosfera carregada de introspecção e reverência. Durante essa época, as fogueiras iluminavam as noites, e as casas eram enfeitadas com símbolos de proteção e lembrança. As portas eram deixadas abertas para que as almas visitantes pudessem encontrar seu caminho até os lares que um dia foram seus. No México, outra celebração que ressoa com o mesmo sentimento é o Dia dos Mortos, ou Día de los Muertos, onde, em cada altar montado com carinho, as memórias são renovadas. Fotografias, comidas favoritas e flores coloridas, como a cempasúchil, são oferecidas como um gesto de amor. Não há tristeza nesse ritual, mas sim uma alegria profunda, pois acredita-se que as almas que retornam sentem-se acolhidas e amadas, dançando ao som das músicas e sorrisos dos familiares que as aguardam.

As tradições ao redor do mundo, apesar de suas diferenças, compartilham um mesmo anseio: a esperança de que os laços que nos uniram na vida não se perdem na morte. No Japão, durante o Obon, as lanternas flutuantes são acesas e colocadas sobre as águas dos rios e lagos, guiando os espíritos de volta ao outro lado. As lanternas dançam na superfície, refletindo o brilho das estrelas, enquanto os vivos se despedem com respeito e reverência. Esse festival é um reconhecimento de que a memória dos que partiram vive no calor das chamas e na suavidade da água. É uma forma de reafirmar que os espíritos ainda fazem parte do cotidiano daqueles que os amam, e que o amor não desaparece—ele apenas se transforma em outra forma de presença.

Na Ásia, a reverência aos antepassados é uma prática que permeia o dia a dia de muitas famílias. Nos altares familiares, objetos que pertenceram aos entes queridos são colocados ao lado de incensos que queimam lentamente, liberando uma fumaça que se eleva como prece silenciosa. A fumaça é vista como um caminho para os espíritos, uma ponte entre o mundo físico e o espiritual. O respeito aos que vieram antes é um fio invisível que conecta os vivos aos mortos, criando um sentido de continuidade e pertencimento. Na China, durante o Festival Qingming, conhecido também como Dia de Varredura dos Túmulos, as famílias se reúnem para limpar os túmulos de seus antepassados, oferecendo alimentos e queimando papel em forma de dinheiro simbólico, um gesto de cuidado para com aqueles que, acreditam, ainda precisam de apoio no além.

Essas tradições compartilham uma compreensão especial do tempo e do espaço. Para essas culturas, a linha que separa o mundo dos vivos e o dos mortos é mais flexível do que poderíamos imaginar. A morte não é um adeus definitivo, mas sim uma passagem para outra forma de existência. E durante esses momentos sagrados, quando o véu se afina, há um vislumbre do que está além. Esse entendimento traz consigo a esperança de que a dor da perda pode ser suavizada, que as palavras não ditas podem ser sussurradas ao vento e que o carinho ainda pode ser sentido do outro lado.

O mundo espiritual, para essas culturas, não é um lugar distante e inacessível, mas um reino que se entrelaça com o nosso, especialmente em certos momentos do ano. Cada tradição, à sua maneira, nos convida a desacelerar, a perceber os sinais ao nosso redor, a sentir os sussurros que o vento traz. E quem sabe, em uma noite silenciosa ou em um dia de luz suave, podemos perceber que o tempo se dobra, que as memórias se tornam vivas e que os rostos dos que partiram parecem sorrir novamente.

É assim também com os povos indígenas das Américas, que veem na natureza uma manifestação do espírito. Para eles, o espírito dos ancestrais pode habitar uma árvore, o voo de uma águia ou o brilho de uma estrela. Em suas cerimônias, danças e cantos se entrelaçam, criando um movimento que ecoa com os batimentos do coração da Terra. A fogueira, a fumaça do tabaco sagrado, os tambores—todos esses são instrumentos para se comunicar com os que já foram, mas que ainda vivem na memória e na terra que pisamos. Esses rituais lembram que a vida e a morte fazem parte do mesmo ciclo, que não há fim, apenas transformações.

Até mesmo nas tradições cristãs, os Dias de Finados e de Todos os Santos carregam essa ideia de proximidade. Durante essas datas, muitos visitam os cemitérios para acender velas e orar por aqueles que já partiram, acreditando que suas preces podem alcançar os corações que habitam o além. As velas tremulam como pequenas estrelas presas à terra, e há quem acredite que, através de uma prece ou de um pensamento carinhoso, é possível enviar um sopro de luz até os entes que estão em outra jornada.

Essas práticas milenares trazem à tona uma verdade que muitos de nós sentimos em algum momento: que há ocasiões em que o ar parece mais denso de lembranças, quando uma nostalgia inexplicável nos envolve. Esses momentos são como um convite para ouvir o que vai além do som, para perceber aquilo que não se vê. Em muitas tradições, acredita-se que os espíritos respondem a esses chamados, que podem nos visitar em sonhos ou enviar sinais sutis, como uma música que toca de repente ou uma sensação de conforto inesperada.

A celebração desses momentos especiais nos lembra que o amor não termina na ausência física. Pelo contrário, ele se expande, adentra o desconhecido e ressurge na forma de uma presença silenciosa que nos envolve. Há algo de profundo e misterioso em aceitar que, mesmo sem poder ver, podemos sentir, mesmo sem poder tocar, podemos nos conectar. E assim, ao compreender essas tradições e sua sabedoria, somos levados a perceber que talvez o véu entre os mundos não esteja tão distante.

Ele se aproxima de nós em noites de vigília, nos murmúrios das estrelas, nas batidas do coração que ainda ama, que ainda espera.

Cada uma dessas culturas oferece um caminho, uma chave que abre portas para aqueles que desejam se reconectar, que buscam uma forma de enviar seu carinho e suas saudades para além da distância. E, no final, nos ensinam que a separação entre os mundos é menos rígida do que imaginamos. Elas nos convidam a entrar em sintonia com esse espaço sagrado que reside entre o aqui e o além, onde o amor não tem fim e onde os ecos dos que partiram ainda encontram uma forma de nos tocar.

Capítulo 2
O Papel das Energias Sutis

Na vastidão do universo invisível, há forças que se movem silenciosas, como correntes de um rio submerso. Elas são chamadas de energias sutis, manifestações que permeiam a existência e moldam as interações entre o mundo material e o espiritual. Essas energias são como fios de uma teia invisível que une todos os seres, entrelaçando os planos visíveis e invisíveis em uma trama delicada. No contexto da comunicação espiritual, essas forças desempenham um papel essencial, pois é através delas que os sentimentos, pensamentos e intenções podem alcançar dimensões além da nossa percepção comum.

As energias sutis são, para muitos, a essência do que significa estar vivo, uma extensão daquilo que não se pode ver, mas que se sente profundamente. Elas vibram em cada batida do coração, em cada pensamento que passa como um sopro em nossas mentes, em cada emoção que reverbera nas profundezas da alma. Quando perdemos alguém que amamos, o desejo de nos conectar novamente se manifesta através dessas vibrações internas, que podem se estender como uma ponte para além do tempo e do espaço.

No mundo espiritual, acredita-se que as energias sutis são as mensageiras que levam nossos pensamentos e sentimentos para os entes queridos que já partiram. Como ondas que se propagam em um lago tranquilo, elas podem atravessar os limites do físico e alcançar aqueles que se encontram em outra frequência de existência. Por isso, muitos dos que exploram a espiritualidade e o contato com o invisível aprendem a reconhecer e trabalhar com essas energias, desenvolvendo uma sensibilidade que vai além dos sentidos tradicionais. É um processo de redescoberta, de afinar os ouvidos para escutar o que antes passava despercebido e de sentir o toque suave daquilo que está além do corpo.

O conceito de campo energético é central para compreender essas manifestações sutis. Para muitas tradições, cada ser vivo possui um campo que o envolve, como uma espécie de aura que reflete seu estado emocional, físico e espiritual. Esses campos se interconectam, se tocam e se influenciam, criando um fluxo constante de energia. É como um rio que corre silenciosamente, carregando consigo não apenas a água, mas também as correntes ocultas que movem as folhas e as sombras à sua margem. Quando pensamos em alguém, principalmente em um ente querido que não está mais entre nós, nosso campo energético se expande em direção a essa memória, buscando, de certa forma, um contato além da ausência.

Há momentos em que essa percepção energética é mais forte, como quando sentimos uma saudade repentina e profunda, sem motivo aparente, ou quando um perfume conhecido inunda o ar sem qualquer explicação. Essas experiências são pistas de que o campo energético está se abrindo para algo além, como se uma porta se entreabrisse para o outro lado. Muitos acreditam que essas sensações são respostas, indícios de que a mensagem enviada foi, de algum modo, recebida.

Mas, para perceber essas nuances, é preciso cultivar a sensibilidade ao que é sutil. Nem sempre a conexão acontece de maneira grandiosa; muitas vezes, é nas pequenas coisas que os sinais se revelam. Para alguns, esse caminho começa com práticas simples, como aprender a sentir a própria energia, a perceber o calor das mãos ao esfregá-las e a imaginar que entre elas se forma um campo invisível. Esse exercício, embora simples, é um primeiro passo para perceber que há mais no mundo do que aquilo que os olhos podem ver.

Ao longo do tempo, essa percepção se aprofunda. Assim como um músico treina seu ouvido para captar notas escondidas em uma melodia, podemos treinar nossa sensibilidade para as energias ao nosso redor. A meditação é um caminho poderoso para isso, pois nos ensina a acalmar a mente e a abrir espaço para o que está além da razão. Sentar-se em silêncio, fechando os olhos, e simplesmente observar a própria respiração pode ser uma forma de se reconectar com o fluxo da vida que nos atravessa e que, de algum modo, nos conecta a tudo que existe, seja visível ou não.

Dentro dessa visão, somos todos receptores e emissores de energia, como antenas sintonizadas em frequências variadas. Quando pensamos em alguém com carinho, especialmente em um ente querido que já se foi, nossos sentimentos ganham forma, transformam-se em ondas que atravessam a barreira entre os mundos. Acredita-se que aqueles que já partiram também possuem um campo energético, ainda que de outra natureza, e que podem, em momentos de abertura, captar essas vibrações.

Essa compreensão nos leva a perceber que a comunicação espiritual não é apenas um fenômeno místico, mas também uma interação sutil entre campos de energia que se atraem e se reconhecem. Não é à toa que em muitas tradições espirituais se fala da importância do estado emocional ao tentar se comunicar com os que partiram. Pensamentos de amor e gratidão carregam uma vibração elevada, que pode ser percebida como uma brisa suave que chega até o mundo espiritual. Da mesma forma, sentimentos de tristeza profunda ou desespero podem criar um bloqueio, dificultando essa conexão.

Todos nós possuímos uma sensibilidade natural a essas energias, ainda que, muitas vezes, ela esteja adormecida pelo ritmo frenético da vida cotidiana. Em momentos de silêncio, em meio à natureza ou até mesmo em uma noite tranquila, essa sensibilidade pode ser despertada, permitindo que o mundo espiritual se aproxime. Quando aprendemos a ouvir essa vibração interna, a sentir as pequenas ondas de energia que emanam de nós e retornam em forma de sensações, começamos a abrir uma nova dimensão de entendimento, uma que vai além da lógica e do visível.

Há, portanto, uma espécie de linguagem energética que podemos aprender a interpretar. Assim como as ondas do mar, que ao tocar a areia criam padrões únicos e efêmeros, as energias sutis nos alcançam com mensagens que não podem ser lidas com os olhos, mas que ressoam em nosso coração. E talvez, ao caminhar por esse caminho de descoberta, possamos perceber que não estamos tão distantes daqueles que amamos, mas apenas em frequências diferentes, sintonizados em vibrações que nos aproximam quando aprendemos a ouvir com a alma.

Desse modo, o papel das energias sutis na comunicação com os entes queridos é como um farol na escuridão, uma luz que, mesmo sendo tênue, guia nossas intenções até onde os olhos não podem alcançar. É uma lembrança de que, apesar da dor da ausência, há sempre a possibilidade de um encontro, de uma troca de energias, de um abraço invisível que transcende o silêncio.

Ao explorar a natureza das energias sutis, descobrimos que, além de serem canais para o envio de mensagens ao mundo espiritual, elas podem ser aprimoradas e direcionadas com a prática e a intenção certa. Assim como um músico que afina seu instrumento para tocar uma melodia clara e pura, nós também podemos afinar nossa sensibilidade energética para criar um canal mais claro para as mensagens que desejamos enviar aos entes queridos que partiram. Este processo envolve exercícios simples, mas profundos, que nos ajudam a perceber e a manipular as energias ao nosso redor e dentro de nós.

Um dos primeiros passos para utilizar as energias sutis na comunicação espiritual é preparar o ambiente físico e mental para que ele se torne um espaço de serenidade. A prática de limpar energeticamente um ambiente é uma tradição comum em muitas culturas, que utilizam ervas, incensos e cristais para purificar o espaço. O simples ato de acender um incenso de sálvia ou palo santo e permitir que sua fumaça percorra cada canto da sala pode criar uma atmosfera propícia, desfazendo qualquer energia estagnada que possa interferir na prática. Esse ritual é como abrir uma janela em um dia de calor, permitindo que uma brisa fresca renove o ar. Quando o espaço está limpo e leve, é mais fácil perceber as sutilezas que o mundo espiritual nos oferece.

Além de purificar o ambiente, é importante cultivar uma intenção clara antes de iniciar qualquer prática de envio de mensagens. A intenção é a força que direciona a energia, transformando um simples pensamento em uma mensagem que atravessa a barreira entre os mundos. A intenção pode ser silenciosa, um desejo que nasce no coração e cresce como uma chama suave, ou pode ser expressa em voz alta, como uma prece sussurrada ao vento. Ao estabelecer uma intenção, criamos um foco, um caminho que a energia pode seguir. Por exemplo, ao pensar em um ente querido, pode-se dizer mentalmente: "Que esta mensagem de amor e saudade chegue até você, onde quer que esteja".

Depois de limpar o espaço e estabelecer a intenção, é possível utilizar exercícios de visualização para aumentar a sensibilidade às energias sutis. Um exercício simples e eficaz consiste em visualizar uma luz dourada, que se expande a partir do centro do peito, preenchendo todo o ambiente com calor e suavidade. Imagine essa luz criando um círculo ao seu redor, um campo de proteção e de conexão. Respire profundamente, sentindo cada inspiração fortalecer essa luz. À medida que o corpo se acalma, perceba a sensação de estar envolvido por essa energia suave. A visualização ajuda a criar uma conexão mais direta com o mundo espiritual, pois nos coloca em um estado de receptividade e harmonia.

A prática de sentir a energia nas mãos também é um exercício valioso para quem deseja enviar mensagens aos entes queridos. Ao esfregar as palmas das mãos lentamente, gerando calor, e depois afastá-las devagar, é possível sentir uma leve resistência entre elas, como um campo invisível. Essa energia que se manifesta entre as mãos é a prova de que nossas intenções podem se manifestar de formas sutis e quase palpáveis. Com as mãos aquecidas, pode-se imaginar que essa energia se transforma em uma esfera de luz, que carrega consigo a mensagem que se deseja enviar. Com as palmas viradas para o alto, visualize essa esfera se elevando, atravessando os limites do visível, em direção ao mundo espiritual.

Outra forma de fortalecer a conexão com as energias sutis é criar um ambiente especial em casa, um canto dedicado à memória dos entes queridos. Este espaço pode ser decorado com objetos que remetam a boas lembranças, como fotografias, flores e velas. Ao sentar-se diante desse altar simples, um gesto de acender uma vela pode ser visto como um ato simbólico de iluminar o caminho para a mensagem. A chama da vela, que dança ao menor movimento do ar, é um lembrete de que as energias sutis estão sempre em movimento, e que nossas intenções podem fluir junto com elas.

Para aqueles que desejam um contato mais profundo com as energias sutis, a prática de meditação focada pode ser um caminho transformador. Ao sentar-se em um lugar tranquilo, feche os olhos e leve a atenção para a respiração, deixando que cada expiração leve embora as tensões do dia. Visualize uma trilha de luz que se estende do seu coração até o mundo espiritual, como uma estrada luminosa que atravessa as estrelas. Imagine que, por essa trilha, sua mensagem viaja, carregada de amor, de paz e de saudade. Fique atento a qualquer sensação que possa surgir—um calor no peito, um arrepio na pele ou um sentimento de acolhimento que parece vir de lugar nenhum.

Esses exercícios podem ser feitos em momentos de maior conexão pessoal, como durante a madrugada ou ao amanhecer, quando o silêncio do mundo exterior facilita a percepção do mundo interior. Ao praticar regularmente, a sensibilidade se desenvolve, e com o tempo, as respostas podem se tornar mais claras. Pode ser um sonho em que o ente querido aparece, uma sensação de conforto ao pensar em sua memória, ou até mesmo um sinal inesperado na natureza, como o voo de uma borboleta que parece trazer uma mensagem.

As energias sutis são um caminho para além das palavras, um meio de comunicar o que o coração não consegue expressar completamente. Ao nos abrirmos a essa forma de conexão, estamos dizendo ao universo que estamos prontos para ouvir e para sentir, que ainda há um espaço dentro de nós para o amor e para a lembrança daqueles que se foram. E mesmo que as respostas não venham de forma imediata, há algo de transformador no simples ato de tentar, de permitir que a intenção se espalhe pelo ar como um perfume delicado.

Os momentos de prática se tornam como pequenos rituais de despedida e reencontro, onde a dor da ausência é suavizada pela certeza de que, de algum modo, as palavras e os sentimentos podem encontrar seu destino. As energias sutis, por mais imperceptíveis que sejam, carregam uma força que transcende a lógica, uma força que se alinha ao desejo de reconexão que tantos de nós sentimos. E assim, ao nos abrirmos para essas possibilidades, aprendemos que, ainda que os corpos estejam separados pela linha do tempo, os corações ainda podem se encontrar na delicada trama de energias que envolvem o mundo.

Nessa jornada de descoberta, cada pessoa encontra o seu próprio caminho, seja através das meditações, dos pequenos rituais ou dos gestos silenciosos que são, por si só, uma forma de dizer: "Eu ainda lembro. Eu ainda sinto." As energias sutis tornam-se, assim, um lembrete de que, no silêncio que se encontra entre uma batida do coração e outra, há uma vibração que nos une ao que nunca deixou de ser parte de nós.

Capítulo 3
Momentos de Ternura

Há instantes na vida em que o mundo ao nosso redor parece ganhar uma qualidade diferente, um toque quase mágico que foge ao nosso entendimento cotidiano. Esses momentos, em que o ar se torna mais denso e a luz parece refletir memórias antigas, são chamados de "momentos de ternura". É nesses instantes que muitos acreditam que o véu que separa o mundo dos vivos e o dos espíritos se torna mais fino, permitindo que as emoções e as mensagens dos corações que ainda batem possam alcançar aqueles que já seguiram para outra realidade.

Os momentos de ternura são marcados por uma sensação de proximidade espiritual, como se o tempo desacelerasse e uma presença amorosa tocasse a nossa alma, mesmo que por um breve instante. Eles podem acontecer em um entardecer dourado, quando o sol lança seus últimos raios sobre a terra e o céu se torna um mosaico de cores. Pode ser no silêncio profundo da madrugada, quando a mente se aquieta e o mundo adormece, permitindo que o coração desperte para ouvir o que se oculta além do som. Esses momentos carregam consigo um mistério que se desdobra, uma porta que se entreabre para o invisível, e cabe a cada um de nós reconhecer os sinais que indicam sua chegada.

As tradições espirituais ao redor do mundo descrevem esses momentos como ocasiões em que a percepção se aguça, permitindo que sentimentos sutis se façam presentes de maneira mais clara. Muitas pessoas relatam que nesses instantes sentem uma mudança na atmosfera ao seu redor: um vento repentino que traz uma lembrança querida, um perfume que evoca uma memória de infância, ou até mesmo a impressão de que uma figura conhecida passa de relance no canto dos olhos. Essas sensações, ainda que sejam fugazes, despertam uma nostalgia profunda e, às vezes, trazem um calor inesperado ao peito, como se um abraço invisível envolvesse a alma.

Uma característica comum dos momentos de ternura é o sentimento de paz que os acompanha. Mesmo aqueles que vivem a dor de uma perda recente podem encontrar conforto nesses instantes. É como se, por alguns segundos, a saudade se transformasse em uma ponte, e a tristeza, em um caminho iluminado por uma luz suave. Em muitos relatos, as pessoas dizem que, nesses momentos, percebem uma comunicação silenciosa, uma espécie de entendimento que vai além das palavras. É uma certeza que nasce sem motivo claro, mas que se instala no fundo do ser, dizendo que o ente querido está ali, presente de alguma forma, respondendo ao chamado que foi feito com o coração.

Para reconhecer um momento de ternura, é importante aprender a observar não apenas o mundo ao redor, mas também os sentimentos que surgem de maneira inesperada. Em um dia comum, enquanto realiza uma tarefa rotineira, pode-se sentir um calafrio repentino ou uma emoção súbita que não encontra explicação. A música que toca no rádio, as palavras de um desconhecido, ou um objeto que cai de uma prateleira podem ser vistos como sinais de que algo mais está em jogo, de que a presença de quem partiu se aproxima de forma sutil. Assim, os momentos de ternura são convites para uma nova forma de olhar, para um mundo onde as coincidências carregam significados mais profundos.

A sensibilidade a esses momentos cresce à medida que nos permitimos escutar o que eles têm a dizer. Para muitos, é um processo semelhante ao de redescobrir uma antiga habilidade. Com o tempo, aprendemos a reconhecer quando a atmosfera ao redor muda, quando o ar parece carregar uma doçura diferente, ou quando um sentimento de nostalgia desce sobre nós sem motivo aparente. É um aprendizado que vem do coração, que nos ensina a desacelerar e a nos abrir para o mistério que cada instante pode conter.

Os momentos de ternura podem também ser percebidos através dos sonhos, especialmente aqueles que trazem uma vivacidade incomum. Sonhos em que o ente querido surge sorrindo, caminhando ao nosso lado por paisagens tranquilas, são vistos por muitos como uma forma de contato, uma resposta a um pensamento ou prece feita em um momento de saudade. Esses sonhos carregam uma sensação de realidade diferente, deixando uma impressão que perdura mesmo após acordarmos. E, embora possam ser breves, trazem consigo uma sensação de reencontro que consola e aquece, como uma estrela que brilha na escuridão da noite.

Outros sinais que acompanham os momentos de ternura são as mudanças sutis no ambiente: uma brisa suave em um dia sem vento, o leve toque de uma folha que se desprende de uma árvore, ou a visita inesperada de um pássaro que pousa na janela, observando com um olhar que parece antigo. Muitas tradições acreditam que a natureza responde a essas conexões, e que os seres alados, em especial, podem atuar como mensageiros entre os mundos. Borboletas, aves, e até pequenos insetos são vistos como portadores de recados, como se suas asas carregassem as palavras que não podemos ouvir com os ouvidos.

Há também aqueles que percebem os momentos de ternura através de sensações corporais. Um calor repentino nas mãos, uma pressão leve sobre os ombros, ou a impressão de que alguém se senta ao lado, mesmo quando não há ninguém. Esses fenômenos são entendidos como toques sutis, uma forma de carinho que atravessa a barreira do tempo. E mesmo que a mente busque explicações racionais, o coração sabe que algo mais profundo está acontecendo, que há um diálogo silencioso que se desenrola entre dois mundos.

Reconhecer os momentos de ternura é, em essência, um ato de confiança. É acreditar que há uma comunicação que ultrapassa os limites do visível, uma troca de afeto que resiste à passagem do tempo e ao silêncio da ausência. Para muitos, essa crença traz um conforto profundo, como um bálsamo que acalma a dor da perda. É um lembrete de que, mesmo separados, os laços que nos uniram em vida continuam a vibrar em uma frequência que, de vez em quando, consegue tocar nossa existência.

À medida que nos abrimos para essas experiências, começamos a perceber que os momentos de ternura não são raros, mas sim parte de um fluxo constante de comunicação. Eles são como ondas que vêm e vão, que chegam em momentos de quietude e de reflexão. Ao prestar atenção a esses instantes, começamos a entender que o amor que sentimos, e que enviamos em forma de pensamentos e sentimentos, tem o poder de atravessar os limites que a vida impõe. E é nesse entendimento que descobrimos uma nova forma de sentir a presença dos que partiram—uma forma que se manifesta na suavidade de uma brisa, no brilho de uma estrela e no bater silencioso de um coração que ainda ama.

Os momentos de ternura, portanto, são oportunidades para renovar a certeza de que os laços que nos unem aos entes queridos não se desfazem na morte, mas se transformam em algo mais sutil, em uma troca de energias que não precisa de palavras. Eles nos convidam a sentir, a escutar com o coração, e a reconhecer que, mesmo diante da ausência, há uma forma de reencontro que se dá na profundidade do silêncio e no calor de uma lembrança que nunca se apaga.

A percepção dos momentos de ternura é uma arte que se desenvolve aos poucos, um aprendizado que nos convida a enxergar o invisível e sentir o que está além da pele. Não se trata de fórmulas ou regras rígidas, mas de uma entrega ao que há de mais profundo em nossa sensibilidade. Identificar esses instantes em que o véu se torna mais fino requer abrir o coração e deixar que ele seja guiado por uma sabedoria que não se traduz em palavras. É preciso estar atento, como um viajante que ouve o vento sussurrar segredos durante a travessia de uma floresta. Cada sinal, cada sensação, é como uma folha que cai suavemente ao nosso lado, trazendo consigo um toque do além.

Uma das formas mais sutis de reconhecer esses momentos é por meio de uma mudança na qualidade do ar ao nosso redor. Muitas vezes, a atmosfera parece ganhar uma densidade diferente, como se o tempo desacelerasse e tudo ao redor se tornasse mais nítido. Esse fenômeno pode ser acompanhado de um silêncio repentino, um tipo de pausa na rotina do mundo que nos faz perceber que algo especial está acontecendo. Nessas ocasiões, uma tranquilidade quase tangível nos envolve, e a mente se aquieta sem esforço. É como se o próprio universo suspirasse, criando um espaço para que a alma possa ouvir aquilo que só se revela nos sussurros.

Outras vezes, os momentos de ternura se manifestam através de pequenas sincronicidades, aqueles eventos que parecem acontecer por acaso, mas que carregam um significado profundo. Pode ser um número que se repete constantemente em relógios e placas, como uma data significativa que remete ao ente querido. Pode ser uma música que surge inesperadamente, uma canção que guarda lembranças e desperta um sentimento forte de proximidade. Essas coincidências, para muitos, são vistas como um aceno do outro lado, uma forma de dizer que a conexão ainda está viva, que a mensagem enviada foi recebida e respondida em forma de um leve toque na rotina do cotidiano.

Uma prática que pode ajudar a identificar esses momentos é manter um diário de sensações, onde se anotam as experiências que parecem fugir ao comum. Ao registrar essas percepções—um sonho vívido, uma sensação de calor no peito, ou um pensamento recorrente sobre alguém que já partiu—começamos a perceber um padrão, como se os sinais fossem peças de um quebra-cabeça que lentamente se encaixam. Esse hábito de anotar nos ensina a valorizar o que muitas vezes passa despercebido, a reconhecer que, mesmo no meio da dor e da saudade, há beleza e significado nos pequenos encontros com o invisível.

Durante esses momentos, os sentidos também se tornam mais apurados. Há relatos de pessoas que, ao caminhar por um lugar significativo, como a antiga casa de um ente querido ou um local onde viveram momentos felizes, sentem uma presença sutil ao seu lado. Uma brisa que acaricia o rosto, um perfume que surge de repente no ar, ou o som de um pássaro que canta exatamente como naquele dia de memória. São como pinceladas delicadas no cenário do presente, lembrando-nos que o amor ainda habita os espaços que um dia compartilhamos com aqueles que amamos.

Para muitos, a percepção de um momento de ternura pode ser despertada por um sentimento repentino de que não estão sozinhos, mesmo que fisicamente estejam. Em um quarto silencioso, à luz de uma vela, ou enquanto olham para o céu noturno, essas pessoas sentem um calor inexplicável que se espalha pelo peito, como se um abraço invisível envolvesse seu corpo. É um calor que não vem do exterior, mas de um lugar interno, onde a saudade encontra um eco de resposta. Esse sentimento é, muitas vezes, acompanhado de uma paz que não se encontra facilmente no dia a dia, uma paz que acalma e conforta, mesmo sem dizer uma única palavra.

Algumas culturas acreditam que a natureza age como um espelho desses momentos. Animais como borboletas, pássaros ou pequenos insetos, que aparecem em instantes inesperados, são vistos como mensageiros dos espíritos. Uma borboleta que pousa no ombro ou um pássaro que se aproxima e nos observa em silêncio podem ser percebidos como sinais de que um ente querido nos visita, enviando um recado de ternura através desses pequenos embaixadores do invisível. Esses seres nos lembram que a vida, em sua essência, é permeada por uma delicadeza que vai além da compreensão imediata.

Além das experiências exteriores, os momentos de ternura podem ser sentidos profundamente no interior, na forma de pensamentos que surgem com uma clareza surpreendente. Em um dia comum, um conselho que o ente querido costumava dar pode vir à mente, ressoando com uma nitidez que faz parecer que a pessoa está ao nosso lado, dizendo aquelas palavras mais uma vez. São instantes em que o que estava guardado nas profundezas da memória parece emergir, como uma mensagem que atravessa o tempo para nos lembrar de que a sabedoria daqueles que amamos ainda pode nos guiar.

Esses momentos também podem surgir enquanto nos conectamos diretamente com o passado através de fotografias ou objetos que pertenciam ao ente querido. Ao segurar um livro que aquela pessoa adorava, ou ao observar um quadro que fazia parte de sua vida, podemos sentir um fluxo de energia que nos transporta para memórias vivas. Nesses instantes, há quem diga que sentem como se os objetos tivessem a capacidade de falar, de contar histórias que não foram totalmente contadas. É como se cada detalhe guardasse em si uma partícula de quem já partiu, pronta para se manifestar quando estivermos preparados para ouvir.

A identificação dos momentos de ternura não é uma ciência exata, mas um mergulho no mistério. É preciso cultivar a paciência e aceitar que, assim como as marés que seguem seu próprio ritmo, esses instantes se revelam quando estamos prontos para recebê-los. A mente aberta e o coração receptivo são as melhores companhias nessa jornada, pois nos permitem perceber as mensagens que vêm de um lugar onde o tempo não possui o mesmo peso que aqui.

Os momentos de ternura são como rachaduras no tecido do cotidiano, por onde se infiltra a luz de um amor que nunca se apagou. Eles nos mostram que, apesar da distância física, há um vínculo que permanece, feito de lembranças, de sentimentos que atravessam o espaço, e de uma certeza íntima de que ainda somos capazes de alcançar aqueles que amamos. E assim, ao aprender a reconhecer e valorizar esses instantes, descobrimos que, no fundo, a separação é apenas um intervalo entre dois encontros, e que a presença dos que partiram pode ser sentida em cada respiração mais profunda, em cada silêncio que nos envolve, e em cada raio de sol que nos aquece de maneira especial.

Esse entendimento transforma a dor da ausência em uma forma de gratidão, uma gratidão que surge ao perceber que o amor não conhece fronteiras, que ele pode atravessar o véu, mesmo que por instantes. E talvez, ao nos entregarmos a essa percepção, possamos descobrir que os momentos de ternura são, na verdade, uma continuação daquilo que sempre foi: a expressão de um laço que nem mesmo a morte é capaz de romper. Uma expressão que nos toca na alma e nos faz lembrar que o que foi vivido permanece vivo em outras formas, aguardando apenas um instante de abertura para se manifestar novamente.

Capítulo 4
A Natureza das Mensagens Espirituais

A comunicação entre o mundo físico e o espiritual é um fenômeno que atravessa as fronteiras da mente e do coração. Muitas vezes, essa comunicação não se dá por palavras claras, mas por uma linguagem sutil, composta por sinais que surgem nos sonhos, nas sincronicidades e em sentimentos que ultrapassam a compreensão imediata. Entender a natureza das mensagens espirituais é um processo de escuta e percepção que exige uma abertura para o mistério, para aquilo que se revela apenas quando aprendemos a silenciar o ruído do mundo e a ouvir as respostas que vêm de dentro.

Um dos meios mais comuns pelos quais as mensagens espirituais se manifestam é através dos sonhos. Desde tempos imemoriais, diferentes culturas atribuem aos sonhos um papel especial na comunicação com os que partiram. Acredita-se que, durante o sono, nossa mente consciente se retira e a barreira que nos separa do invisível se torna mais tênue. É nesse estado de receptividade que muitas vezes nos encontramos com aqueles que amamos, e que já não estão mais presentes no plano físico. Esses sonhos carregam uma sensação de realidade diferente, como se fossem vivências mais do que simples imagens oníricas. A presença do ente querido nos sonhos pode trazer conselhos, palavras de conforto ou, simplesmente, uma sensação de reencontro, de estar junto novamente, ainda que apenas por alguns instantes.

Esses sonhos, no entanto, diferem dos sonhos comuns por sua clareza e pela intensidade das emoções que evocam. Ao despertar, a lembrança é vívida, e a sensação de que houve uma troca real permanece por horas, às vezes dias. Muitos relatam que, nesses sonhos, o ente querido aparece de forma serena, sorrindo ou oferecendo um gesto de carinho que transcende qualquer mensagem verbal. A experiência deixa um rastro de paz, como se o espírito que ali se fez presente quisesse transmitir a certeza de que está em um lugar de luz e tranquilidade.

Além dos sonhos, outro meio importante de comunicação espiritual são as sincronicidades—acontecimentos aparentemente coincidentes, mas que carregam um significado profundo para quem os vivencia. Elas são como fios invisíveis que conectam diferentes momentos, lugares e pessoas, criando uma sensação de que há uma ordem subjacente ao acaso. Muitas vezes, esses eventos surgem como respostas a perguntas silenciosas, ou como uma forma de consolo em momentos de dor. Pode ser o encontro inesperado com um objeto que pertencia ao ente querido, uma música que toca exatamente quando pensamos nele, ou até mesmo o encontro com uma pessoa que traz uma mensagem significativa.

Essas sincronicidades são percebidas por quem está atento ao que está além da superfície. Elas são como pequenos lampejos que se destacam em meio à rotina, chamando a atenção de uma forma que não pode ser ignorada. Para muitos, essas experiências são um sinal claro de que o ente querido ainda acompanha seus passos, respondendo ao chamado do coração com gestos que só quem ama poderia reconhecer. Elas não precisam ser espetaculares ou grandiosas, pois se manifestam em detalhes, nos pequenos encontros do dia a dia que, de alguma forma, fazem sentido no contexto de nossas lembranças.

Há também mensagens que chegam através de visões, que podem ocorrer em momentos de profunda meditação ou introspecção. Nesses instantes, a mente se aquieta e, por um breve segundo, é como se um portal se abrisse, permitindo que uma imagem ou um pensamento claro surja com a força de uma revelação. Essas visões, embora raras para muitos, são descritas como um vislumbre de algo que pertence a outra realidade, uma lembrança que vem do espaço entre os mundos. Pode ser um rosto que surge em um reflexo, uma luz que se manifesta em um lugar onde não deveria estar, ou até mesmo a impressão de que uma voz suave nos chama pelo nome.

Sentimentos intuitivos também desempenham um papel essencial nesse tipo de comunicação. Intuições são como pequenas marés de consciência que nos atingem de forma repentina, trazendo uma certeza que não sabemos explicar. São pressentimentos que nos fazem agir de determinada maneira, ou um sentimento súbito de calma em momentos de angústia, como se uma mão invisível tocasse nosso ombro e dissesse: "Tudo ficará bem." É uma forma de comunicação que não passa pelo raciocínio, mas que se instala diretamente no coração, oferecendo um consolo que não pode ser medido pelas palavras.

Muitas vezes, as intuições vêm acompanhadas de uma lembrança ou de um pensamento que aparece sem razão aparente, como se aquele ente querido quisesse nos dizer que ainda está presente em nossas vidas, mesmo que de um modo diferente. Alguns relatam que, em momentos de indecisão, sentem como se uma voz suave surgisse em suas mentes, uma lembrança de um conselho que costumavam ouvir em vida, mas que agora parece carregar uma nova profundidade. Essas sensações são sutis, mas poderosas, pois são capazes de nos guiar em direções que, de outro modo, talvez não escolheríamos.

Compreender esses meios de comunicação exige, acima de tudo, um estado de receptividade. Não é necessário possuir um dom especial ou ter uma sensibilidade fora do comum; basta abrir-se para as possibilidades e aceitar que o mundo tem mais mistérios do que os olhos podem ver. A prática de cultivar essa abertura é, em si, um gesto de amor, pois demonstra a disposição de manter vivo o laço que nos uniu aos que partiram. E ao nos permitirmos acreditar que eles ainda podem nos alcançar, descobrimos que a dor da perda se transforma em uma forma de reencontro, um reencontro que se dá em cada mensagem recebida, seja através de um sonho, uma visão, ou o simples conforto de uma brisa que nos toca de maneira especial.

Essas mensagens, quando percebidas, nos lembram de que a separação entre os mundos não é absoluta. Elas são como ecos que chegam do outro lado, carregando consigo a essência do que um dia foi compartilhado. E ao ouvir esses ecos, percebemos que, de certa forma, o amor que cultivamos não conhece limites, não se perde na escuridão, mas encontra novas formas de se manifestar. Essa compreensão traz consigo um consolo profundo, a certeza de que, mesmo diante da morte, ainda há muito a ser dito e sentido.

Os sinais que recebemos, por mais sutis que sejam, são como pequenas luzes que brilham em meio à escuridão, indicando que o caminho da conexão continua aberto. E ao aprender a ouvir essas mensagens, descobrimos que o silêncio que envolve a ausência pode ser preenchido por uma nova linguagem, uma que não depende das palavras, mas que se faz presente na própria essência da vida e no sussurro dos sentimentos que ainda nos ligam aos que amamos.

Quando nos abrimos à possibilidade de receber mensagens do mundo espiritual, surge um desafio comum: como diferenciar o que vem do coração e da intuição daquilo que é fruto da mente, dos desejos ou das esperanças? Esta distinção é delicada e muitas vezes sutil, mas necessária para que possamos entender o verdadeiro sentido dessas mensagens e encontrar paz em sua interpretação. Aprender a distinguir entre as mensagens espirituais autênticas e os pensamentos comuns exige prática e uma sensibilidade que se desenvolve com o tempo, como uma flor que desabrocha lentamente ao sol.

Um dos primeiros passos para compreender essa diferença é a prática da atenção plena—estar presente no momento e observar os sentimentos e sensações que nos visitam sem julgá-los. Quando uma mensagem espiritual se manifesta, geralmente traz consigo uma carga emocional que é profunda e repentina, um impacto que vai além do que uma lembrança comum poderia provocar. Pode ser um pensamento que surge de forma clara e distinta, quase como se tivesse sido sussurrado por uma voz suave, diferente do fluxo habitual de pensamentos que correm por nossas mentes. Essas mensagens têm uma qualidade de certeza, como se uma luz brilhasse em meio à neblina, oferecendo um conforto que toca diretamente a alma.

Para aprofundar essa prática, manter um diário espiritual pode ser uma ferramenta valiosa. Esse diário não é apenas um caderno de registros, mas um espaço sagrado onde as experiências, sonhos, visões e intuições podem ser anotadas e refletidas com cuidado. Ao registrar essas percepções, podemos identificar padrões e reconhecer a diferença entre uma mensagem que carrega um sentido mais profundo e aquelas que surgem apenas como fruto da nossa própria mente. Por exemplo, ao registrar um sonho em que um ente querido nos visita, descrevendo cada detalhe—como se sentiu, o que foi dito, como era a atmosfera—podemos revisitar essas palavras e perceber se houve uma conexão verdadeira ou se foi um eco das nossas saudades.

Com o tempo, esse diário se torna um mapa de nossa jornada espiritual, revelando momentos em que a comunicação pareceu mais forte e outros em que a conexão se mostrou mais sutil. Revisitar essas páginas ajuda a perceber que algumas mensagens voltam a se repetir, como um recado insistente que tenta nos alcançar. Às vezes, as palavras ou símbolos se repetem de forma quase exata, seja em um sonho, em um encontro inesperado ou até mesmo em pensamentos que retornam nos momentos de silêncio. A repetição é um dos sinais de que algo além do comum está tentando se fazer presente. Essa prática de registro não apenas nos ajuda a diferenciar o que é uma mensagem espiritual, mas também nos ensina a refletir sobre o seu significado mais profundo.

Outro aspecto importante ao distinguir essas mensagens é a percepção da paz que elas trazem. Uma mensagem verdadeira do mundo espiritual, especialmente quando enviada por um ente querido, tende a vir acompanhada de um sentimento de serenidade. Mesmo que toque em lembranças dolorosas ou desperte saudade, a mensagem carrega uma sensação de aceitação, como se aquele que a envia quisesse nos confortar e nos dizer que tudo está em ordem. É uma forma de calor que se espalha pelo peito, uma sensação de acolhimento que nos lembra que, apesar da ausência, o laço de amor permanece intacto.

Por outro lado, quando um pensamento ou sensação nos traz inquietação, dúvida ou um sentimento de urgência que perturba a paz, é provável que seja fruto da mente, que, em sua ânsia de buscar respostas, tenta preencher o vazio deixado pela perda. A mente, em sua complexidade, muitas vezes cria cenários e diálogos que refletem nossos desejos mais íntimos, mas que não possuem a profundidade de uma mensagem espiritual autêntica. Aprender a diferenciar esses dois estados é um processo de introspecção, um mergulho que nos leva a entender como nossa própria mente funciona e como o coração fala de outra forma.

A reflexão sobre as mensagens recebidas deve ser feita com paciência e carinho. Não se trata de analisar cada pensamento com desconfiança, mas de cultivar um estado de escuta interna que nos permita perceber a qualidade do que nos chega. Isso pode ser feito através de práticas como a meditação, onde nos concentramos em respirar e simplesmente ouvir o que o coração tem a dizer. Deixar que as imagens, os sons e as sensações passem por nossa mente como nuvens no céu, sem nos agarrarmos a eles, nos ajuda a perceber o que permanece e o que se dissipa, como ondas que se desfazem na praia.

Quando nos conectamos com um ente querido através de uma mensagem espiritual, há um reconhecimento íntimo, um sentido de que o que foi recebido é algo além do que nossa própria imaginação poderia criar. Muitas vezes, esses recados vêm com um detalhe que só aquele ente poderia saber, ou que toca em um aspecto específico de nossa relação que não compartilhamos com mais ninguém. São esses pequenos elementos que nos fazem entender que a mensagem não é apenas uma criação da mente, mas uma ponte que atravessa o tempo e o espaço, trazendo de volta um pedaço do que um dia foi compartilhado.

Para aqueles que ainda têm dúvidas sobre a origem das mensagens que recebem, criar um ritual simples de reflexão pode ser útil. Isso pode incluir acender uma vela, fazer uma prece pedindo clareza e, em seguida, abrir o coração para perceber o que vem em resposta. Deixar que a chama da vela dance diante dos olhos enquanto se respira lentamente pode ser um convite ao silêncio interno, permitindo que a intuição fale mais alto. Às vezes, a resposta vem como uma imagem súbita, uma palavra que ecoa em nossa mente, ou apenas uma sensação de alívio, como se uma presença amiga nos dissesse para não nos preocuparmos.

Por fim, é importante lembrar que cada pessoa possui um caminho único de conexão com o espiritual. O que para alguns se manifesta em sonhos, para outros pode vir através de uma música ou de um encontro inesperado. Cada sinal, cada percepção, é uma oportunidade de fortalecer essa conexão, de sentir que, apesar da distância entre os mundos, há um elo que permanece vivo. E ao aprender a distinguir as mensagens autênticas dos pensamentos que nascem da saudade, encontramos um caminho de consolo e compreensão, uma trilha que nos leva de volta ao coração daqueles que amamos.

As mensagens espirituais nos lembram que o amor que sentimos, e que enviamos, nunca se perde. Ele ressoa através do universo, encontrando novas formas de se manifestar, como uma melodia que continua a tocar mesmo depois que a última nota foi tocada. E ao cultivar essa sensibilidade, ao registrar, refletir e escutar com atenção, percebemos que a dor da ausência pode se transformar em um caminho de descoberta, onde cada mensagem recebida é um sinal de que a luz do amor ainda brilha, atravessando os véus do tempo e da memória.

Capítulo 5
Rituais de Conexão

Quando se busca uma conexão com o mundo espiritual, o ambiente que nos cerca desempenha um papel fundamental. Assim como as palavras que escolhemos ao enviar uma mensagem carregam a intenção do que desejamos comunicar, o espaço onde nos encontramos pode ser moldado para favorecer a abertura de uma conexão sutil com os entes queridos. O preparo do ambiente é, portanto, um ato simbólico de reverência e respeito, como se estivéssemos criando uma porta para que a energia que desejamos enviar possa fluir livremente, atravessando os limites do visível para alcançar os corações que já não batem em corpos físicos.

A preparação do ambiente começa com a purificação energética do espaço. Muitas tradições ao redor do mundo ensinam que a limpeza física e energética é o primeiro passo para criar um ambiente sagrado. Isso pode ser feito de maneiras simples, como organizando o espaço, varrendo o chão, e removendo objetos que possam distrair ou trazer memórias que não estejam em harmonia com a intenção da prática. Ao limpar fisicamente um ambiente, também se cria uma oportunidade para limpar as próprias energias, liberando a mente de preocupações e abrindo espaço para a conexão espiritual.

Uma das práticas mais tradicionais de purificação energética é o uso de incensos e ervas aromáticas, como sálvia, cedro e palo santo. Ao acender um incenso e permitir que sua fumaça percorra os cantos da sala, é possível imaginar que essa fumaça leva consigo as impurezas do ambiente, criando um caminho limpo por onde as energias sutis podem circular. Ao mover o incenso em espiral ou em movimentos suaves, pode-se acompanhar essa limpeza com uma prece silenciosa ou com uma intenção clara de abertura e proteção. A fumaça, nesse contexto, torna-se uma ponte entre o mundo físico e o espiritual, um símbolo da nossa intenção de enviar uma mensagem pura e sincera.

Outro elemento importante na preparação do ambiente é a criação de um altar ou de um pequeno espaço de devoção. Esse local pode ser montado com simplicidade, usando objetos que trazem conforto e que possuem uma ligação emocional com o ente querido. Fotografias, flores frescas, velas e até pequenos objetos que lembram a pessoa que partiu podem ser dispostos nesse espaço. O altar funciona como um ponto focal, um lugar onde os pensamentos e as emoções se concentram, criando um canal para o envio de mensagens. Ao acender uma vela nesse espaço, por exemplo, estamos simbolicamente acendendo uma luz que ilumina o caminho para a comunicação, como se disséssemos ao ente querido: "Estou aqui, pensando em você."

A luz das velas tem um papel especial nesses rituais, pois é vista como um elo entre o mundo visível e o invisível. A chama que se ergue e dança com o vento é um símbolo do espírito, daquilo que transcende a matéria e continua a brilhar mesmo em meio à escuridão. Ao acender uma vela com uma intenção clara—como o desejo de enviar amor ou de sentir a presença do ente querido—podemos concentrar nossos pensamentos na luz que emana dessa chama, deixando que ela se torne uma manifestação das palavras que gostaríamos de dizer, mesmo sem voz.

Além das velas, cristais e pedras também podem ser usados na preparação do ambiente. Alguns cristais, como o quartzo rosa, a ametista e o selenita, são conhecidos por suas propriedades de amplificação energética e de conexão espiritual. O quartzo rosa, por exemplo, é frequentemente associado ao amor e ao carinho, sendo uma escolha comum para práticas que envolvem enviar mensagens de afeto. Já a ametista é conhecida por sua capacidade de acalmar a mente e de abrir os canais intuitivos, sendo útil para momentos de meditação profunda. Colocar essas pedras no altar ou segurá-las durante a prática pode ajudar a intensificar a sensação de conexão, como se estivéssemos tocando em algo que vem de uma dimensão além do que é visto.

Além dos objetos e da limpeza, a escolha de uma música suave ou de sons da natureza, como o som de um riacho ou o canto dos pássaros, pode transformar o ambiente em um espaço acolhedor e propício para a prática. Esses sons ajudam a mente a se desligar das preocupações cotidianas e a entrar em um estado de receptividade, onde o coração pode ouvir o que vem de lugares mais sutis. Em muitas tradições, acredita-se que a música tem o poder de elevar a vibração de um ambiente, harmonizando as energias e criando um campo favorável à comunicação espiritual. Uma melodia tranquila pode ser a trilha sonora de um momento de silêncio e reflexão, onde cada nota se torna um convite ao que há de mais profundo dentro de nós.

A preparação do ambiente é, portanto, mais do que uma simples organização externa; é um ritual de intenções. Cada gesto, desde a escolha dos objetos até o momento em que se acende uma vela ou um incenso, carrega consigo o desejo de criar um espaço seguro e acolhedor para que a mensagem que queremos enviar encontre seu caminho. Essa dedicação ao preparo é também uma forma de mostrar ao ente querido que ele é bem-vindo, que estamos prontos para sentir sua presença e para compartilhar aquilo que ainda vibra em nossos corações.

Durante o processo de preparação, é importante que cada movimento seja feito de forma consciente, prestando atenção aos detalhes e às sensações que surgem. A prática de preparar o ambiente torna-se, ela mesma, um momento de meditação e de conexão com o que desejamos alcançar. Sentir o calor da chama entre as mãos, respirar o aroma suave da fumaça que preenche o ar, e deixar que o som da música acalme os pensamentos são formas de se alinhar com a energia que desejamos enviar, permitindo que ela flua naturalmente para além do nosso espaço físico.

Ao final, o ambiente preparado para a comunicação espiritual não precisa ser complexo ou elaborado. O que importa é a intenção colocada em cada elemento, a sinceridade do desejo de se conectar com o ente querido. E quando o espaço se torna uma extensão do que há em nosso interior—um reflexo da paz, do amor e da lembrança que guardamos—ele se transforma em um portal, uma passagem através da qual as mensagens podem fluir de um mundo a outro.

Esse ato de preparar o ambiente nos lembra de que a comunicação espiritual é um encontro entre o visível e o invisível, entre o que está aqui e o que continua além do que podemos ver. É uma forma de dizer, através de cada gesto e de cada escolha: "Estou aqui, aberto e atento ao que ainda nos une." E ao fazer isso, ao criar um espaço onde a presença do ente querido é acolhida, percebemos que a distância entre os mundos se torna menor, e que o amor que permanece em nós encontra novas formas de ser transmitido e recebido, mesmo através do silêncio.

Quando um espaço é preparado com intenção e carinho para facilitar a comunicação com o mundo espiritual, ele se torna um lugar sagrado, um refúgio para o coração que busca reencontrar aqueles que partiram. Mas além dos gestos iniciais de purificação e organização, há práticas que permitem aprofundar essa preparação, criando um ambiente ainda mais propício para o envio de mensagens aos entes queridos. Cada detalhe nesse processo é uma forma de dizer ao universo: "Estou pronto para abrir as portas do meu coração." E é nesse cuidado que reside o poder dos rituais, pois eles transformam o comum em algo que reverbera no sutil, criando uma ponte para o que está além.

Uma das maneiras de aprofundar essa preparação é criar um altar pessoal que vá além de um simples espaço de recordação, tornando-se um ponto de ancoragem de intenções. Esse altar pode ser decorado com elementos que têm um significado especial, mas sua disposição deve refletir aquilo que se deseja alcançar. Velas podem ser posicionadas ao centro, representando a luz que guia as mensagens ao longo do caminho invisível. As fotografias dos entes queridos podem ser colocadas ao redor, como se fossem guardiãs da chama que arde em intenção. Cada objeto tem um papel simbólico: uma flor que represente o renascimento, um cristal que amplifique a energia da conexão, um pequeno sino que, ao ser tocado, ressoe como um chamado ao espírito daquele que queremos alcançar.

A escolha das velas não é apenas um detalhe estético, mas pode ter um significado profundo para a prática. Velas brancas são frequentemente associadas à paz, à pureza e à proteção espiritual, sendo ideais para rituais que buscam enviar mensagens de amor e saudade. Já as velas azuis, por exemplo, são vistas como portadoras de serenidade e clareza, criando um espaço mental propício para receber respostas durante a prática. Acender a vela com a intenção de iluminar o caminho até o ente querido é um ato simples, mas que carrega em si uma profundidade ancestral, como se cada chama fosse um eco das fogueiras que, em tempos antigos, iluminavam os rituais noturnos em busca de comunicação com o além.

O uso de incensos e ervas também pode ser adaptado para aprofundar a experiência. Diferentes aromas trazem consigo vibrações específicas, que podem ajudar a harmonizar o ambiente e a elevar a energia do espaço. O incenso de mirra, por exemplo, é tradicionalmente usado para facilitar a conexão com o sagrado, ajudando a mente a se concentrar no que há de essencial. Já o aroma da lavanda, com suas propriedades calmantes, é ideal para preparar o coração, dissipando as tensões e permitindo que a energia flua livremente. Quando o incenso é aceso e sua fumaça se eleva ao teto, é possível imaginar que ela leva consigo as palavras não ditas, carregando-as para onde os olhos não podem seguir, mas onde o coração deseja alcançar.

Além das ervas e velas, o uso de objetos pessoais que pertenciam ao ente querido pode ajudar a fortalecer a conexão. Colocar no altar um lenço, um relógio ou até um livro que aquela pessoa apreciava é como trazer um pedaço de sua essência para perto, criando um elo que transcende o tempo. Esses objetos, impregnados de memórias e sentimentos, tornam-se catalisadores para as energias que desejamos enviar, como se carregassem em si a presença daquele que buscamos. O simples toque nesses objetos durante o ritual pode despertar uma lembrança que aquece o coração, uma sensação de proximidade que nos lembra de que, apesar da distância, a ligação não se perdeu.

A música continua a ser um elemento poderoso na criação desse espaço sagrado, e pode ser escolhida de forma a ressoar com as vibrações que queremos criar. Cânticos suaves, sons de taças tibetanas, ou até mesmo uma melodia instrumental que tenha um significado especial podem preencher o ambiente, envolvendo-o em uma atmosfera que convida ao recolhimento. O som, como uma onda que se espalha pelo espaço, é capaz de tocar o que não se vê, criando uma harmonia que ecoa além das paredes. Escolher uma música que remete a momentos vividos ao lado do ente querido pode tornar o ritual ainda mais pessoal, como uma conversa silenciosa que acontece no espaço entre as notas.

Outro elemento importante para tornar o ambiente mais propício à comunicação espiritual é a prática da intenção clara antes de cada ritual. Estabelecer uma intenção é como apontar uma bússola para o destino desejado; ela guia a energia, dando direção ao que se quer comunicar. Essa intenção pode ser dita em voz alta ou mentalmente, mas o essencial é que ela seja sincera e venha do coração. Frases simples, como "Que esta mensagem de paz e amor alcance você, onde quer que esteja" ou "Estou aqui, aberto a sentir sua presença e receber sua resposta", têm o poder de canalizar a energia de forma direta e significativa.

Para aqueles que desejam um aprofundamento maior, a visualização de um círculo de luz ao redor do espaço pode ser uma técnica poderosa para criar um ambiente protegido. Ao sentar-se diante do altar, feche os olhos e visualize uma luz dourada que se expande do centro do peito, formando um círculo ao redor do lugar onde está. Imagine que essa luz cresce e preenche todo o ambiente, criando um campo de proteção e de paz. Este círculo de luz pode ser imaginado como uma barreira que bloqueia qualquer interferência negativa e mantém apenas as vibrações de amor e serenidade dentro do espaço. Ao final da prática, essa mesma luz pode ser mentalmente enviada como um raio suave que atravessa o véu, carregando consigo a mensagem desejada.

Não há um único caminho certo para criar um ambiente propício para a comunicação espiritual. Cada pessoa deve encontrar a combinação de elementos que ressoe com sua própria essência, que traga conforto e paz ao coração. O importante é que cada gesto, cada escolha de um objeto ou de uma música, esteja alinhado com a intenção sincera de se conectar com o ente querido. Este processo de preparação é, em si, uma forma de meditação, um momento de se desligar do mundo exterior e de se aproximar do que há de mais íntimo e verdadeiro.

Ao criar esse espaço sagrado, aprendemos que o ato de enviar uma mensagem ao mundo espiritual não precisa ser uma experiência distante ou estranha. Ele pode ser um momento de carinho, de cuidado com os detalhes que fazem parte do amor que sentimos por aqueles que partiram. E quando esse ambiente está preparado, quando a vela brilha suavemente, o incenso preenche o ar e a música toca como um sussurro, sentimos que, de alguma forma, aquele que amamos está ali, ao nosso lado, respondendo ao chamado com um toque invisível.

A criação de um ambiente sagrado para a comunicação é, portanto, um rito de acolhimento. E ao nos dedicarmos a essa preparação com carinho, percebemos que estamos também preparando o coração, tornando-o mais receptivo, mais aberto à possibilidade de que o amor possa atravessar qualquer distância. Assim, cada vez que acendemos uma vela, cada vez que tocamos em um objeto que guarda memórias, tornamo-nos coautores de um gesto que, embora silencioso, é capaz de ecoar através do tempo e do espaço, carregando consigo a promessa de que os laços que nos uniram em vida continuam a vibrar, mesmo no mais profundo dos silêncios.

Capítulo 6
Escolhendo o Momento Certo

Para aqueles que desejam enviar mensagens ao mundo espiritual, a escolha do momento certo pode ser tão importante quanto a intenção que acompanha cada pensamento. O tempo, em sua essência, possui uma qualidade mística, que se revela de maneira mais intensa em determinadas fases do dia, da noite ou em períodos específicos do ano. É nesses momentos que muitos acreditam que o véu entre os mundos se torna mais fino, permitindo que os sentimentos e desejos cheguem até os que já partiram com mais facilidade. Escolher o instante apropriado é como sintonizar-se com uma frequência mais elevada, em que as energias se alinham de forma mais harmoniosa para permitir a comunicação entre os planos.

Um dos aspectos mais fundamentais na escolha do momento certo é a observação das fases da lua. A lua tem sido, desde tempos imemoriais, um símbolo de conexão com o inconsciente e o espiritual. Cada uma de suas fases carrega uma energia própria, influenciando tanto o mundo natural quanto os ritmos internos de nossos sentimentos. A lua cheia, por exemplo, é um período em que as energias estão no auge, tornando-a um momento propício para enviar mensagens de amor e gratidão aos entes queridos. A luz intensa da lua cheia é vista por muitos como um farol, que ilumina os caminhos entre os mundos e potencializa as intenções. É um instante em que os pensamentos parecem ganhar corpo e se estender pelo universo, como se fossem ondas de luz que fluem em direção ao desconhecido.

Por outro lado, a lua nova é um período de renovação e introspecção, um tempo de plantar novas sementes, inclusive no terreno sutil das intenções espirituais. Esse é um momento apropriado para enviar mensagens que carregam desejos de recomeço, de cura e de libertação para os entes queridos, ajudando-os a seguir em paz em suas novas jornadas. A escuridão da lua nova, que simboliza o fim de um ciclo e o início de outro, favorece práticas que buscam a reflexão profunda e o contato com as emoções mais íntimas. É como se, ao olhar para o céu noturno, sem a presença da luz, estivéssemos sendo convidados a olhar para dentro, a buscar a clareza na escuridão interna.

 As fases intermediárias, como o quarto crescente e o quarto minguante, também possuem suas particularidades. O quarto crescente é um momento de crescimento e de construção, sendo um período favorável para reforçar os laços que desejamos fortalecer, mesmo que à distância. Já o quarto minguante, com sua energia de desapego e de encerramento, é ideal para práticas que envolvem o ato de deixar ir, de liberar o que precisa ser transformado, seja em nós mesmos ou em relação ao ente querido. Cada fase da lua nos oferece uma qualidade de energia diferente, e ao escolher a fase que mais ressoa com nossa intenção, é possível criar um canal mais poderoso para a comunicação espiritual.

 Além das fases da lua, os momentos do dia também influenciam a sensibilidade da mente e do coração às mensagens que desejamos enviar. O amanhecer, com a luz suave do sol que desponta no horizonte, é um instante de esperança e renovação. A transição da noite para o dia é vista como um portal, um momento em que o mundo desperta, mas ainda carrega a serenidade do sono. É uma hora propícia para enviar pensamentos que carregam a intenção de novos começos, de proteção e de força para os que estão do outro lado. Sentar-se em um lugar tranquilo, de frente para o nascer do sol, e visualizar a luz que se espalha pelo céu, pode ser uma maneira de enviar mensagens de carinho e encorajamento, como um abraço que se estende com os primeiros raios de luz.

O crepúsculo, por sua vez, é um dos momentos mais místicos do dia, quando o sol se despede e as estrelas começam a surgir. Essa transição da luz para a escuridão traz consigo uma melancolia suave, um sentimento de saudade que é, ao mesmo tempo, repleto de beleza. É um instante em que as sombras se alongam, e o ar parece se encher de histórias e memórias que se entrelaçam com a penumbra. Muitos acreditam que o crepúsculo é o momento ideal para se conectar com os entes queridos que partiram, pois a atmosfera carrega uma energia de transição, que facilita a comunicação entre os mundos. Acender uma vela nesse horário, enquanto o céu se tinge de tons alaranjados e roxos, pode criar um ambiente onde as palavras não ditas se tornam mais fáceis de enviar.

A meia-noite, conhecida em diversas culturas como a "hora das bruxas" ou a "hora dos espíritos", é vista como um momento de grande poder para a comunicação espiritual. É um horário em que o mundo parece segurar a respiração, em que o silêncio ganha profundidade, e o tempo parece se alongar. Acredita-se que, durante a meia-noite, a separação entre o visível e o invisível se torna quase imperceptível, como se o universo inteiro se tornasse um campo aberto para as vibrações mais sutis. Esse é um momento ideal para práticas de introspecção profunda, para meditações em que se busca sentir a presença de um ente querido ou enviar a ele palavras que só o coração pode pronunciar.

Além desses momentos diários, há também os períodos sazonais que influenciam a percepção espiritual. As transições entre as estações, como os solstícios e os equinócios, são vistos por muitas culturas como ocasiões de grande poder espiritual. O solstício de inverno, por exemplo, simboliza a noite mais longa e o retorno da luz, sendo um período de reflexão profunda e de renascimento. Já o solstício de verão, com seu dia mais longo, é um momento de celebração e de agradecimento pelas colheitas, tanto físicas quanto espirituais. Esses períodos são marcados por rituais de renovação, e podem ser momentos especialmente significativos para enviar mensagens de luz e amor aos que já partiram, como se estivéssemos celebrando a continuidade da vida mesmo em meio à escuridão da perda.

Os equinócios, por sua vez, são tempos de equilíbrio, em que o dia e a noite se encontram em perfeita harmonia. Eles simbolizam a integração entre os opostos e são vistos como uma oportunidade para harmonizar nossos sentimentos, para encontrar um ponto de paz interior. São ocasiões em que se pode buscar a reconciliação com a dor da ausência, enviando ao ente querido uma mensagem de aceitação e de gratidão por tudo o que foi compartilhado.

Escolher o momento certo para tentar se comunicar com os entes queridos não é apenas uma questão de seguir rituais ou de observar as fases da lua, mas de sentir o que ressoa com o nosso próprio coração. Cada pessoa tem seu próprio ritmo, seu próprio sentido de tempo e de abertura para o espiritual. E ao permitir que essas influências naturais guiem nossas práticas, percebemos que o universo nos oferece uma série de portais, momentos em que a comunicação se torna mais fácil, em que a saudade encontra um caminho para se transformar em palavras silenciosas.

Esses instantes de conexão são como janelas que se abrem em nossa rotina, revelando paisagens de esperança e de reencontro. E ao aprender a ouvir a sabedoria do tempo—o brilho da lua, o calor do sol, o silêncio da noite—descobrimos que há uma sinfonia que nos envolve, que nos conecta a tudo o que amamos e que, de certa forma, permanece vivo em cada batida do coração e em cada ciclo que a natureza nos oferece.

Explorar os momentos em que a comunicação com os entes queridos pode ser mais intensa envolve um olhar atento para os ciclos da natureza e para os ritmos que moldam nossa vida cotidiana. Quando nos abrimos à percepção desses ciclos, começamos a entender que o tempo não é apenas uma sequência linear, mas um campo de energias que se movem, crescem e se transformam, influenciando nossas emoções, intenções e as próprias possibilidades de contato com o mundo espiritual. Assim, compreender como diferentes fases da lua e mudanças sazonais podem amplificar essa conexão se torna um caminho para fortalecer os laços que ultrapassam o visível.

As fases da lua, além de marcarem um ritmo de expansão e recolhimento, também sugerem práticas específicas que podem ser realizadas em cada uma delas para intensificar a comunicação espiritual. Durante a lua cheia, quando a luz do céu brilha em sua totalidade, os rituais que envolvem o envio de mensagens de amor e saudade encontram um terreno fértil para se expandir. A lua cheia simboliza a plenitude, a manifestação e a revelação, sendo um período especialmente poderoso para práticas de visualização, em que se imagina a mensagem sendo envolvida pela luz e levada até o ente querido. Neste momento, sentar-se sob a luz da lua, com uma vela acesa, pode ser um ato simbólico de entregar à noite aquilo que desejamos dizer, permitindo que a energia se eleve junto com o brilho prateado que ilumina a escuridão.

A lua minguante, por outro lado, traz uma energia mais introspectiva e de desapego, sendo ideal para rituais que envolvem a cura e a liberação. Se a saudade vem acompanhada de sentimentos de tristeza ou de culpa, este é o momento apropriado para permitir que essas emoções sejam transformadas. É uma fase em que podemos nos dedicar a escrever cartas de despedida, onde cada palavra carrega a intenção de soltar o que precisa ser deixado para trás, permitindo que tanto o ente querido quanto nós mesmos encontremos uma sensação de leveza. Ao queimar essa carta sob a lua minguante, podemos visualizar a fumaça que se dissipa como um sopro de alívio, liberando o que antes pesava em nosso coração.

A lua nova, com seu céu escuro e seu apelo ao recolhimento, é um período propício para plantar sementes de intenções novas, de abertura para as mensagens que desejamos receber. É um momento em que a mente se torna um solo fértil para visões e intuições, permitindo que nos sintonizemos com as respostas que podem vir do mundo espiritual. Neste período, a prática de meditação profunda, com foco em ouvir o que se manifesta no silêncio, pode ser muito significativa. Visualizar um feixe de luz suave que se estende do coração até o universo, levando consigo um pedido de guia ou uma simples mensagem de carinho, é uma forma de utilizar a energia da lua nova para iniciar novos ciclos de conexão.

    Nos ciclos maiores do ano, as estações também carregam energias que influenciam diretamente nossa disposição para as práticas espirituais. O inverno, por exemplo, é um período de quietude, onde a terra se recolhe e o frio convida ao aquietamento interno. A energia do inverno é de introspecção, de reflexão e de reconexão com as raízes da memória. Durante essa época, muitas pessoas se sentem mais próximas dos entes queridos que já partiram, como se a própria paisagem da natureza, em sua melancolia e silêncio, refletisse a saudade que carregamos. É um tempo em que os rituais de recordação ganham força—acender uma lareira, sentar-se diante de fotografias antigas, ou simplesmente deixar uma vela arder enquanto a neve ou a chuva caem lá fora pode ser uma forma de enviar calor e presença para aqueles que amamos.

    A primavera, por outro lado, traz uma energia de renascimento e renovação, sendo um momento ideal para enviar mensagens que carregam desejos de novos começos e de luz. É um período em que a natureza floresce, e assim também podem florescer nossas intenções. As flores que surgem após o rigor do inverno simbolizam a continuidade da vida, e criar um pequeno ritual de oferenda floral pode ser uma forma de celebrar essa renovação, enviando um buquê de pensamentos de gratidão e alegria para o ente querido. Plantar uma flor em sua memória, ou simplesmente caminhar por um campo florido enquanto se pensa em quem partiu, é uma maneira de participar do ciclo de vida que se renova, sentindo que o amor permanece vivo, mesmo em meio às mudanças do tempo.

    O verão, com sua luz intensa e dias longos, é um período de expansão e de celebração da vida. Este é o momento para realizar práticas de celebração, de agradecimento pelos momentos vividos ao lado do ente querido, e para enviar mensagens de gratidão e de esperança. Pode ser um bom período para escrever uma carta que celebre as memórias compartilhadas, deixando-a sob a luz do sol para que, simbolicamente, essas palavras se expandam junto com a energia vibrante da estação. Sentar-se ao ar livre, sentindo a brisa quente enquanto se compartilha em pensamento uma conversa com quem já se foi, é uma forma de deixar que a alegria do sol alcance os corações em todas as dimensões.

O outono, por sua vez, traz consigo uma energia de transição, de aceitação da impermanência. As folhas que caem e os dias que se encurtam nos lembram de que tudo na vida é cíclico, incluindo os nossos sentimentos. O outono é uma época propícia para rituais que envolvem a aceitação da passagem do tempo, para enviar mensagens de paz e de despedida aos entes queridos, como folhas que se desprendem e seguem seu caminho com o vento. Este é um período em que práticas de caminhada meditativa em meio à natureza podem ser especialmente significativas. Caminhar entre árvores douradas pelo outono, enquanto se pensa em uma mensagem que se deseja enviar, pode ser uma forma de sentir a proximidade do ente querido no som das folhas que craclam sob os pés.

Além das estações e da lua, é importante lembrar que cada pessoa possui momentos únicos de abertura e de conexão, que podem não seguir exatamente esses ciclos naturais. Há dias em que, por razões inexplicáveis, sentimos uma nostalgia mais profunda, uma saudade que parece chamar por uma resposta. Nesses dias, confiar na própria intuição é essencial, pois é ela que nos guiará aos instantes em que a comunicação pode ser mais verdadeira e significativa.

Por fim, escolher o momento certo para enviar uma mensagem ao mundo espiritual é um ato de respeito à própria natureza do tempo e do que há de sagrado em cada fase da vida. Ao entender que há momentos de expansão e momentos de recolhimento, que há horas em que a luz se mostra e outras em que a escuridão nos convida à introspecção, nos tornamos participantes de um ritmo maior, de um fluxo que ultrapassa o que é visível e palpável. E assim, cada mensagem enviada, cada pensamento compartilhado, torna-se uma parte desse ciclo, uma forma de nos reconectarmos com o que nos cerca e com aqueles que, mesmo ausentes, continuam a vibrar em nossa memória e em nosso coração.

Esses momentos de prática nos ensinam que, mesmo no silêncio, há uma harmonia que pode ser sentida, um eco de vozes e de sentimentos que ressoa através do tempo. E ao encontrar o instante certo, aquele que ressoa com a alma, percebemos que cada palavra enviada é como uma semente que floresce em terras distantes, trazendo consigo a promessa de que o amor, mesmo diante da ausência, encontra sempre um jeito de se manifestar e de permanecer.

Capítulo 7
A Arte da Visualização

Quando palavras não são suficientes para alcançar os entes queridos que partiram, a imaginação pode se tornar uma poderosa aliada. A visualização, uma prática ancestral que envolve a criação de imagens mentais, permite que nossa mente se torne uma ponte entre o visível e o invisível, entre o que é dito e o que é sentido no silêncio. É uma arte que requer entrega e concentração, mas que oferece um caminho para transformar intenções em mensagens que viajam além dos limites físicos. Através da visualização, podemos criar cenários onde nossos pensamentos tomam forma, onde nossas mensagens de amor, saudade e carinho encontram um canal para alcançar aqueles que estão do outro lado.

A prática da visualização é, em essência, uma forma de diálogo interno que se projeta para além de nós mesmos. Ela começa com o ato de acalmar a mente e preparar um espaço mental onde as imagens possam fluir de maneira clara. Escolher um lugar tranquilo, onde os sentidos possam se desligar do barulho cotidiano, é o primeiro passo para essa prática. Sentar-se confortavelmente, com os pés tocando o chão ou em posição de meditação, e fechar os olhos são gestos que marcam a entrada em um território interno, onde a imaginação se torna o fio condutor para a comunicação espiritual.

Um exercício inicial de visualização envolve imaginar um canal de luz que conecta o coração do praticante ao universo. Visualizar essa luz pode ser tão simples quanto imaginar um feixe dourado que parte do centro do peito e se estende até as estrelas.

Essa luz não é apenas uma criação da mente; ela simboliza a intenção de enviar uma mensagem, de criar um elo que atravessa o espaço e o tempo. Ao inspirar profundamente, imagine que a luz se intensifica, tornando-se mais brilhante e mais clara. E ao expirar, visualize essa luz se expandindo para longe, carregando consigo cada palavra que se deseja enviar, cada sentimento que se quer partilhar.

A visualização dessa luz pode ser acompanhada pela criação de uma imagem mental do ente querido que desejamos alcançar. Imagine-o de maneira serena, com um sorriso tranquilo, em um ambiente que o remeta a um lugar especial—um campo florido, uma montanha ou mesmo uma casa onde ele se sentia em paz. É importante que essa imagem venha de um lugar de carinho, que não seja marcada pela dor da perda, mas pela lembrança dos momentos bons que foram vividos. A criação dessa imagem não busca forçar um encontro, mas sim criar um cenário de harmonia onde as mensagens possam ser enviadas e recebidas com serenidade.

Com essa imagem em mente, podemos visualizar a mensagem que queremos transmitir tomando forma. Algumas pessoas preferem imaginar suas palavras como uma luz que se transforma em um pássaro, que voa suavemente até o ente querido, pousando ao seu lado para entregar o recado. Outras podem imaginar as palavras se transformando em flores, que se abrem ao tocar o chão, liberando seu perfume em forma de carinho. A beleza da visualização é que ela é uma arte pessoal, onde cada gesto, cada símbolo, pode ser adaptado para expressar o que há de mais íntimo em nossos corações.

Para aqueles que preferem uma prática mais direta, é possível imaginar a mensagem sendo escrita em uma folha de papel, que se transforma em luz e é carregada pelo vento. Visualize essa folha subindo ao céu, passando pelas nuvens e se desmanchando em faíscas brilhantes que se espalham pelo ar. Esse exercício é uma forma de traduzir a intenção em imagens concretas, permitindo que a mente acompanhe cada detalhe do processo de envio. A imagem mental da mensagem que se dissolve na luz é uma lembrança de que, mesmo que não possamos ver o destino de nossas palavras, elas encontram seu caminho através das esferas do invisível.

Outro exercício de visualização poderoso é o de imaginar um portal de luz. Em um estado de meditação profunda, visualize-se diante de um arco de luz brilhante, que se abre diante de uma paisagem serena. Pode ser um campo iluminado pelo sol, uma praia onde as ondas tocam suavemente a areia, ou uma floresta onde a brisa dança entre as folhas. Esse portal simboliza a passagem para um espaço onde a comunicação espiritual se torna mais possível. Imagine que, ao atravessar esse portal, você se aproxima de um lugar onde as distâncias são menores, onde as palavras podem ser sentidas de forma mais clara. Ali, ao projetar sua mensagem, sinta que ela encontra um eco, que sua presença é percebida pelo ente querido que está do outro lado.

A prática da visualização, além de ser um exercício de envio, é também uma forma de receber respostas. Ao criar um ambiente mental de paz e de abertura, deixamos que as imagens fluam não apenas de nós, mas também para nós. Por vezes, durante esses exercícios, podem surgir imagens inesperadas—uma paisagem que se forma sem que a tenhamos planejado, uma sensação de calor no peito, ou até mesmo uma palavra que ressoa na mente. Esses são momentos em que a própria imaginação se torna um canal de recepção, permitindo que as respostas venham de maneira sutil, como um toque de brisa em um dia quente.

A prática da visualização não exige perfeição ou controle total sobre as imagens que surgem. Pelo contrário, ela nos ensina a nos deixar guiar pelo fluxo das sensações, a confiar no que surge e no que se dissolve no horizonte da mente. Quando visualizamos, nos conectamos com uma parte de nós mesmos que é capaz de tocar o que está além do visível, que reconhece que as imagens são mais do que simples criações mentais, mas manifestações de uma linguagem que se estende entre mundos.

A constância na prática ajuda a tornar essas imagens mais nítidas, a intensificar a sensação de que o que enviamos está, de fato, alcançando o seu destino. Cada sessão de visualização é uma oportunidade de nos aproximarmos mais do que desejamos comunicar, de tornar a saudade menos densa, mais leve, como uma pena que flutua ao vento. E assim, ao nos entregarmos a essa arte, descobrimos que a imaginação não é apenas um refúgio para a mente, mas um instrumento poderoso que nos permite criar pontes entre o presente e o eterno, entre o que já vivemos e aquilo que ainda podemos sentir.

A visualização nos lembra de que, apesar da ausência física, há um espaço onde os sentimentos se encontram, onde o amor que nutrimos pelos entes queridos ainda pode ser enviado em forma de luz, em forma de imagens que atravessam os campos do invisível. E ao criar essas paisagens internas, ao ver nossos pensamentos se tornarem aves de luz, folhas que dançam ou palavras que brilham, percebemos que a distância entre os mundos é menor do que imaginávamos, que há sempre um caminho, ainda que feito de silêncio e de luz, por onde nossas mensagens podem seguir viagem.

À medida que aprofundamos a prática da visualização, ela se torna um processo mais refinado, uma forma de comunicação que vai além das imagens simples e se transforma em um verdadeiro diálogo entre o coração e o mundo espiritual. A visualização avançada permite que nossa mente crie cenários mais ricos e detalhados, onde as mensagens se tornam mais vívidas e os laços entre os mundos mais perceptíveis. É como se, a cada prática, abríssemos uma nova página de um livro em que nossas emoções são as palavras e a luz é o papel.

Um dos exercícios mais profundos de visualização avançada é a criação de uma paisagem de encontro—a construção mental de um lugar especial onde você e o ente querido possam se encontrar. Esse lugar pode ser um espaço real, que tenha sido significativo para ambos em vida, ou um cenário inteiramente novo, que surge da imaginação como um refúgio de paz. Imagine uma clareira em uma floresta iluminada pela luz do entardecer, onde as folhas brilham com tons dourados, e o ar carrega um aroma suave de flores. Ou talvez um jardim, onde cada flor representa uma memória compartilhada, e as águas de um riacho murmuram como conversas antigas que ainda ecoam.

Ao construir esse lugar na mente, preste atenção aos detalhes—o som do vento entre as árvores, o calor suave do sol na pele, o toque da grama sob os pés descalços. Esses elementos ajudam a tornar a visualização mais palpável, mais próxima de uma experiência real. Quando esse cenário estiver claro, imagine que o ente querido se aproxima lentamente, com um sorriso sereno e um olhar que reflete a tranquilidade do encontro. Não se preocupe em forçar um diálogo; muitas vezes, apenas a presença é suficiente para transmitir o que as palavras não conseguem dizer. Permita-se ficar em silêncio nesse espaço, sentindo a energia de quem um dia esteve ao seu lado, como se, naquele momento, a distância fosse apenas uma memória.

Outro exercício de visualização que pode intensificar a conexão é o uso de símbolos. Em vez de tentar transmitir uma mensagem complexa, imagine que as palavras ou sentimentos se transformam em símbolos simples e poderosos. Por exemplo, um coração luminoso que se eleva até o céu, representando o amor que ainda vive em seu peito, ou uma estrela que brilha no horizonte, simbolizando a esperança e a continuidade do laço entre vocês. Visualize esses símbolos se afastando suavemente de sua mente e se dissolvendo no céu estrelado, carregando consigo a energia da sua intenção.

Esses símbolos podem variar conforme o que desejamos enviar: uma borboleta que carrega uma mensagem de liberdade e leveza, ou uma chama que representa o desejo de iluminação e proteção. Escolher o símbolo que melhor representa o sentimento torna a visualização mais significativa, permitindo que a mensagem seja carregada de uma forma que não depende das limitações da linguagem. Esse processo também nos ensina a nos conectar com o inconsciente, a mergulhar nas imagens que falam diretamente à alma, como uma linguagem secreta que atravessa as barreiras entre o que é visto e o que é sentido.

A prática de visualizar o ente querido em um estado de paz e serenidade também é uma forma poderosa de enviar luz e carinho. Imagine-o envolto por uma luz suave, de cor azul ou dourada, que emana uma sensação de calor e conforto. Visualize essa luz se expandindo ao redor dele, como se o envolvesse em um abraço de proteção e bem-estar. Ao fazer isso, você está intencionalmente enviando energias de cura e de paz, desejando que ele esteja bem em sua jornada. Este exercício pode ser feito durante a noite, antes de dormir, como uma forma de deixar que os pensamentos de carinho sigam seu curso mesmo durante o sono.

Outro aspecto importante da visualização avançada é a criação de rituais que envolvam gestos físicos que complementam as imagens mentais. Por exemplo, ao acender uma vela, pode-se visualizar que sua chama é um farol que guia a mensagem através da escuridão, atravessando o espaço e o tempo. Ao observar a chama tremeluzir, imagine que cada movimento do fogo é um reflexo de sua mensagem, que dança no ar antes de seguir para o seu destino. Esse gesto, simples em sua execução, torna-se poderoso quando acompanhado pela visualização, criando uma conexão entre o que é físico e o que é sutil.

Para aqueles que já possuem experiência em práticas meditativas, a técnica de criar um "caminho de luz" pode ser particularmente transformadora. Em um estado profundo de concentração, visualize-se caminhando por um caminho iluminado, onde cada passo aproxima mais do ente querido. Imagine que esse caminho é feito de luz, que brilha sob seus pés, e que ao final dele há um portal de energia, suave e acolhedor. Ao atravessar esse portal, visualize que você está em um espaço onde o tempo parece não existir, onde a presença do ente querido é sentida de maneira clara, como um calor que envolve o coração. Este é um espaço de encontro, onde as mensagens podem ser trocadas sem palavras, onde a saudade se transforma em uma presença silenciosa e consoladora.

Essas visualizações, embora sejam construções da mente, possuem um impacto real sobre nossas emoções e sobre o processo de luto. Elas nos permitem revisitar memórias de forma mais serena, trazendo a possibilidade de reencontros simbólicos que não negam a perda, mas a transformam em uma forma de conexão espiritual. Ao longo do tempo, as imagens que criamos nesses momentos se tornam mais vívidas, mais carregadas de significado, como se fossem retratos guardados em um álbum especial, que só nós sabemos como acessar.

Além dos cenários e símbolos, a visualização pode ser usada para criar um fluxo de energia entre você e o ente querido. Imagine que há uma corrente de luz que sai de suas mãos, que se estende suavemente até o mundo espiritual, como um rio luminoso que leva suas mensagens. Ao estender suas mãos para frente, visualize que essa luz se une à luz que vem do outro lado, formando um arco que conecta dois corações que ainda batem em ritmos diferentes. É uma forma de dizer que, mesmo diante da ausência, ainda há um caminho de ida e volta, onde as energias se encontram e se reconhecem.

Com a prática constante, a visualização torna-se mais do que uma técnica; ela se transforma em uma linguagem própria, em um modo de expressar o que as palavras não podem dizer. Cada imagem que criamos, cada símbolo que enviamos, é uma forma de manter vivo o laço que nos une aos entes queridos. E ao nos permitir acreditar que essas imagens possuem a capacidade de atravessar o invisível, descobrimos que a imaginação é um dom que nos conecta àquilo que é eterno, que nos permite tocar o que está além do tempo, em um gesto de puro amor.

E assim, a arte da visualização revela-se como uma ponte invisível, uma trilha que se desenha entre os mundos e que nos leva a sentir que o amor, mesmo diante da ausência física, ainda encontra um caminho para se expressar, para se tornar luz que ilumina o silêncio. Ao praticá-la, percebemos que há um lugar dentro de nós onde a distância se dissolve, onde os encontros ainda são possíveis, e onde a saudade se transforma em um suspiro de paz, que pode ser sentido tanto por aqueles que partiram quanto por nós, que continuamos a caminhar entre os sonhos e as estrelas.

Capítulo 8
O Poder da Intenção

A intenção é o fio que conecta nossas ações e pensamentos àquilo que desejamos alcançar, seja no plano físico ou no espiritual. No contexto da comunicação com entes queridos que já partiram, a intenção assume um papel ainda mais profundo. Ela se torna o elemento central, um catalisador que pode transformar uma prática simples em um gesto carregado de significado, capaz de atravessar as fronteiras do invisível. Entender o poder da intenção é compreender que não são apenas as palavras que carregam as mensagens, mas sim a força silenciosa que habita cada pensamento e sentimento que dirigimos a quem amamos.

A intenção, em sua essência, é uma espécie de energia que direcionamos para uma finalidade específica. Quando nos conectamos com a intenção de enviar uma mensagem a um ente querido, é como se estivéssemos concentrando nossa força interior em um único ponto, criando um foco de luz que guia nossos pensamentos. Esse ato de concentrar a mente e o coração em um propósito específico é o que diferencia uma prática comum de uma prática espiritual. Ele nos permite alinhar nossas ações—seja uma visualização, um ritual, ou até mesmo uma simples lembrança—com o desejo de que a mensagem seja recebida e compreendida, mesmo além do que os olhos podem ver.

Para começar a trabalhar com a intenção de forma mais clara, é importante encontrar um espaço de silêncio, onde a mente possa se aquietar e o coração possa se abrir. A intenção deve ser formulada de maneira simples e direta, como um pensamento que se torna uma âncora para o que desejamos alcançar. Pode ser algo como: "Que esta mensagem de amor e paz chegue até você" ou "Desejo que você receba o carinho que envio com meu coração." A clareza da intenção é o que faz com que ela tenha força, pois, ao eliminarmos as distrações e as incertezas, criamos um canal mais puro para a energia que queremos transmitir.

A respiração profunda é um excelente aliado nesse processo, ajudando a unir mente e corpo em uma única vibração. Ao inspirar, imagine que está absorvendo uma luz calma e serena, e ao expirar, visualize essa luz carregando a sua intenção para além do espaço imediato. A cada expiração, a intenção se torna mais forte, mais conectada ao que desejamos comunicar. É como enviar pequenas ondas que se propagam por um lago tranquilo, alcançando lugares que não podemos ver, mas que sabemos que existem. Esse simples exercício de respiração intencional é uma forma de reafirmar o propósito do que estamos fazendo, dando-lhe forma e direção.

Para aqueles que desejam aprofundar ainda mais a prática da intenção, as afirmações podem ser uma ferramenta poderosa. Afirmações são frases positivas que reforçam a energia que queremos cultivar. Ao repeti-las, com os olhos fechados e a mente focada, criamos um campo vibracional que ressoa com a mensagem que desejamos enviar. Algumas sugestões de afirmações para práticas de comunicação espiritual incluem: "O amor que envio é recebido com paz" ou "Minha mensagem encontra seu caminho até você, envolta em luz e carinho." Essas frases não são apenas palavras; são como sementes que lançamos ao vento, confiantes de que encontrarão solo fértil para florescer.

Outro aspecto fundamental ao trabalhar com a intenção é cultivar um estado mental positivo. A energia da intenção é influenciada pelo estado emocional em que nos encontramos. Por isso, buscar um estado de gratidão antes de iniciar qualquer prática é uma maneira de elevar a vibração do que estamos prestes a enviar. Lembrar-se de momentos felizes compartilhados com o ente querido, pensar em coisas pelas quais somos gratos em nossas vidas, e permitir que essas sensações se espalhem pelo corpo, ajuda a criar um campo energético que reflete amor e serenidade. Esse campo de gratidão não apenas fortalece a mensagem, mas também nos coloca em um estado de receptividade para o que pode ser recebido em resposta.

Visualizar a intenção como uma luz que parte do coração e se expande pelo ambiente também é uma forma de dar mais poder à prática. Imagine que essa luz se intensifica a cada respiração, envolvendo seu corpo e preenchendo todo o espaço ao seu redor. Quando sentir que essa luz está forte e vibrante, imagine-a se deslocando suavemente em direção ao destino desejado, carregando consigo cada pensamento e sentimento que deseja enviar. Esse simples exercício de visualização torna a intenção mais palpável, como se pudéssemos realmente ver a energia que estamos transmitindo, e nos ajuda a manter o foco naquilo que desejamos alcançar.

A prática de acender uma vela também pode ser um gesto simbólico para marcar a intenção. A chama que se ergue e ilumina o espaço representa a clareza e a força do propósito que se deseja alcançar. Ao acender a vela, formule a sua intenção em voz alta ou mentalmente, como uma forma de consagrá-la. Dizer algo como "Que esta chama leve minha mensagem de amor até você" é uma maneira de transformar um simples gesto em um ato de entrega espiritual. Observar a chama, concentrando-se em seu movimento, pode ajudar a manter a mente focada na intenção, evitando que os pensamentos se dispersem.

A intenção também pode ser escrita, tornando-se mais tangível. Escrever uma carta curta, que contenha não apenas palavras, mas sentimentos expressos de maneira sincera, é uma forma de concentrar a energia do que desejamos enviar. Pode ser uma carta que nunca será lida no papel, mas que, ao ser escrita, torna-se uma manifestação da intenção. Após escrever, dobrar o papel com cuidado, segurá-lo entre as mãos e mentalizar que suas palavras estão sendo enviadas pelo universo é um ato simbólico que carrega a intenção para além do mundo físico.

O importante é lembrar que a intenção verdadeira vem do coração, e não da complexidade dos rituais ou das palavras que usamos. Ela é uma força que pode ser sentida, e que tem o poder de atravessar o que a matéria não consegue. Ao confiar na pureza dessa intenção, percebemos que cada gesto, cada respiração, é uma forma de se conectar com o que há de mais profundo em nós e em nossos laços com aqueles que já partiram.

O poder da intenção nos ensina que não estamos limitados às palavras que conhecemos, mas que há um campo de comunicação que se faz através do silêncio, da luz, e dos sentimentos que cultivamos em nossos momentos de reflexão. E ao enviar nossas mensagens com intenção sincera, descobrimos que, mesmo que não possamos ver o caminho que elas percorrem, o simples ato de enviá-las já traz um conforto, uma sensação de proximidade que não pode ser medida em distância. É uma forma de nos lembrarmos de que, no coração, o amor continua a vibrar, como uma melodia que ressoa, suave e persistente, entre os mundos.

A intenção clara é um farol na escuridão, guiando nossos pensamentos e sentimentos em direção ao propósito de nos conectar com os que partiram. Aprofundar-se na prática da intenção envolve não apenas compreendê-la, mas também aprender a fortalecê-la, a cultivá-la como um jardim interno onde cada pensamento é uma semente que, ao encontrar um solo fértil, floresce em forma de mensagem. Nesse processo, técnicas e rituais específicos ajudam a tornar a intenção mais vívida e poderosa, permitindo que o que desejamos enviar ao mundo espiritual encontre um caminho mais direto e sereno.

Uma das formas de fortalecer a intenção é através de meditações guiadas que direcionem a mente para o foco desejado. Essas meditações começam com o ato de acalmar a respiração, permitindo que a mente se desprenda das preocupações cotidianas e se abra para um espaço de calma e quietude. Em seguida, a pessoa pode visualizar sua intenção como uma chama que arde em seu interior, uma chama que brilha cada vez mais forte a cada inspiração. Ao imaginar que essa luz cresce, expandindo-se do peito para todo o corpo, ela se torna uma representação física do desejo de enviar uma mensagem, de criar uma ponte que liga o visível ao invisível.

Nessa meditação, a intenção pode ser reforçada através de palavras repetidas internamente, como um mantra que carrega consigo a essência do que se deseja comunicar. Pode-se escolher uma frase simples, mas carregada de significado, como "Envio amor e luz" ou "Minha mensagem é recebida em paz e alegria." Ao repetir essas palavras em um ritmo suave, acompanhando o movimento da respiração, a intenção ganha consistência e profundidade, como se cada repetição fosse uma onda que se propaga pelo universo, encontrando seu caminho até o ente querido. O mantra é como uma trilha sonora do pensamento, que orienta e mantém a mente focada no que é essencial, evitando que ela se desvie para pensamentos dispersos.

Outra forma de trabalhar com a intenção é através da criação de um círculo de proteção antes de cada prática de envio de mensagens. Esse círculo pode ser imaginado como uma luz que se estende ao redor do corpo, criando um espaço seguro e sagrado, onde apenas as energias de amor e paz são bem-vindas. Visualizar esse círculo brilhando ao seu redor, pulsando com a energia de sua intenção, ajuda a estabelecer um limite entre o que é interno e o que é externo, mantendo o foco no que deseja transmitir. Esse círculo de luz também pode ser visto como um canal, uma passagem por onde a mensagem pode fluir com mais facilidade, sem encontrar barreiras.

As afirmações escritas são outro método eficaz para reforçar a intenção. Escrever em um papel aquilo que se deseja comunicar não apenas torna a intenção mais clara, mas também transforma o pensamento em algo tangível, que pode ser tocado e visto. Uma sugestão é escrever uma frase simples, como "Que você receba minha mensagem de carinho e sinta a paz que lhe envio," e depois colocá-la em um lugar especial, como um altar ou ao lado de uma vela acesa. A escrita, nesse caso, é uma forma de dar corpo à intenção, de transformá-la em um gesto concreto que ecoa para além das palavras. Algumas pessoas optam por queimar esse papel após escrever, permitindo que a fumaça leve as palavras ao céu, enquanto visualizam a mensagem se dissipando no ar, encontrando o seu destino.

A prática de meditações guiadas pode ser enriquecida com a visualização de uma paisagem serena onde a intenção é lançada como uma pedra que toca a superfície de um lago. Imagine que ao lançar essa pedra, cada ondulação que se forma nas águas é uma parte da sua mensagem, que se expande em círculos suaves, cada vez mais longe. Esta imagem mental é uma forma de simbolizar que a intenção, embora comece em um ponto específico, tem o poder de alcançar lugares distantes, de viajar além do que os olhos podem acompanhar. Esse ato simbólico nos ajuda a compreender que as intenções, quando enviadas com pureza de coração, são capazes de tocar o que está além de nossa compreensão imediata.

A repetição é uma chave importante na prática da intenção. Assim como o mar desgasta a pedra ao longo do tempo, a repetição constante de uma intenção fortalece o caminho que ela percorre. Reservar alguns minutos diários para focar na intenção, seja através de uma meditação rápida ou de uma afirmação escrita, cria um ritmo, um fluxo que se torna mais natural a cada vez que é repetido. Essa constância é como a construção de um caminho de luz que, com o tempo, se torna mais sólido, mais fácil de percorrer tanto por quem envia quanto por quem recebe. A prática contínua ensina que, mesmo nos dias em que a mente está mais dispersa, a força da intenção persiste, como uma chama que nunca se apaga por completo.

Para tornar esse processo ainda mais profundo, é possível trabalhar com a técnica de criar um "quadro de intenções." Essa técnica envolve escolher imagens que representem os sentimentos e as mensagens que se deseja enviar ao ente querido. Pode ser uma fotografia de um lugar que ambos amavam, uma imagem de uma paisagem serena, ou símbolos que carreguem um significado especial para você. Dispor essas imagens em um local visível ajuda a manter o foco, a lembrar diariamente da intenção que se deseja manifestar. Ao olhar para esse quadro, imagine que cada imagem emite uma luz que carrega sua mensagem, atravessando as camadas do mundo visível e chegando até o coração de quem você deseja alcançar.

A força da intenção, no fim, está na simplicidade do desejo verdadeiro de se conectar. Não é necessário que as práticas sejam complexas, mas que sejam feitas com o coração aberto e com uma sinceridade que transcende qualquer técnica. Quando praticamos com essa autenticidade, percebemos que a intenção se torna uma extensão do próprio amor, um reflexo da saudade que encontra formas de se expressar mesmo quando os caminhos habituais já não estão mais disponíveis. E ao trabalhar com a intenção de forma constante, descobrimos que, assim como a água encontra seu curso mesmo em terrenos acidentados, a mensagem que enviamos sempre encontra seu caminho, levando consigo a luz que carregamos dentro de nós.

Esse trabalho com a intenção nos lembra que, apesar da dor e da ausência, há sempre um gesto que podemos fazer, uma mensagem que podemos enviar, uma chama que podemos acender. E que esse ato, por mais pequeno que pareça, carrega a profundidade de um coração que deseja apenas ser ouvido, de um amor que continua a pulsar mesmo na ausência da forma. Ao reforçar a intenção com meditações, afirmações e pequenos rituais, percebemos que há um espaço dentro de nós que se mantém conectado àqueles que partiram, e que esse espaço pode ser uma fonte de consolo e de paz, um lugar onde o amor continua a ser uma presença viva, mesmo quando se manifesta em silêncio e luz.

Capítulo 9
O Silêncio Interior

  O silêncio tem uma profundidade que muitos temem explorar, mas que carrega um poder transformador para aqueles que desejam se conectar com o mundo espiritual. No caminho para enviar mensagens aos entes queridos, o silêncio interior se revela como um território de descobertas, um espaço onde as palavras se dissipam e apenas a essência do que sentimos permanece. É nesse silêncio que as respostas podem ser ouvidas, que a presença dos que partiram se faz mais clara, não como uma voz audível, mas como uma sensação suave que toca a alma.

  Cultivar o silêncio interior é como aprender a navegar em um oceano calmo, onde as ondas são pequenas e a água reflete o céu de forma cristalina. É um convite a afastar-se do turbilhão dos pensamentos e a entrar em contato com uma paz que já existe dentro de nós, mas que, muitas vezes, é encoberta pelo ruído da mente e pelas preocupações cotidianas. Esse silêncio é a base para uma escuta mais profunda, uma forma de abrir os sentidos para além do que os ouvidos podem perceber, permitindo que as mensagens sutis, que atravessam os véus entre os mundos, sejam captadas pelo coração.

  O primeiro passo para encontrar esse silêncio é criar um espaço físico que favoreça o recolhimento. Escolher um lugar onde o corpo possa se sentir confortável e a mente possa se aquietar é essencial para quem busca esse encontro interno. Pode ser um canto da casa que traga uma sensação de aconchego, um local ao ar livre onde o vento e os sons da natureza ajudam a trazer serenidade, ou um espaço próximo a um altar dedicado à memória do ente querido. O importante é que esse lugar seja reservado para o silêncio, para que a própria atmosfera se torne um reflexo da calma que buscamos cultivar em nosso interior.

Com o ambiente preparado, a prática da meditação torna-se um dos caminhos mais poderosos para mergulhar nesse silêncio. Sentar-se em uma posição confortável, com as costas retas e os olhos fechados, é um gesto simples, mas que marca o início de uma jornada que se volta para dentro. Focar na respiração é a forma mais básica de trazer a mente para o momento presente. Ao inspirar e expirar lentamente, a pessoa começa a perceber que, a cada respiração, a mente se torna mais leve, e o corpo, mais presente. É como se cada expiração levasse embora um pouco do peso dos pensamentos, deixando espaço para que o silêncio se instale de forma natural.

Durante essa prática, pensamentos podem surgir, tentando roubar a atenção. É natural que a mente resista ao silêncio, que tente preencher o vazio com preocupações, lembranças ou até mesmo com o desejo de que algo aconteça. Mas ao invés de lutar contra esses pensamentos, a chave é observá-los como quem vê nuvens passarem no céu. Não é preciso segui-los, apenas deixá-los fluir, como ondas que se formam e se desfazem, até que, gradualmente, eles perdem sua força. Esse estado de observação ajuda a mente a se aquietar, permitindo que o verdadeiro silêncio comece a emergir, como uma maré que recua, revelando a paisagem oculta por baixo das águas.

Ao alcançar esse estado de calma, a sensação que surge é de um espaço interno que se amplia, como um campo aberto onde antes havia apenas paredes. É nesse espaço que as mensagens do mundo espiritual podem ser percebidas, não necessariamente como palavras, mas como sentimentos que se manifestam de maneira sutil. Pode ser uma sensação de calor que envolve o peito, uma imagem que surge brevemente na mente, ou um sentimento de que uma presença está ali, acompanhando em silêncio. Essas percepções são como ecos que chegam de longe, suaves e quase imperceptíveis, mas que trazem consigo uma sensação de conforto e de proximidade com quem já se foi.

O silêncio interior é também uma oportunidade de ouvir a própria voz, de perceber os sentimentos que muitas vezes ficam encobertos pela correria do dia a dia. É nesse silêncio que nos damos conta das saudades que carregamos, dos medos que temos e das esperanças que ainda mantemos vivas. E ao perceber essas emoções, podemos direcioná-las de forma mais clara nas nossas práticas de envio de mensagens. Por exemplo, ao reconhecer que um medo específico está nos impedindo de nos abrir completamente à comunicação espiritual, podemos pedir por coragem e por clareza, enviando essas intenções de forma mais consciente.

Além da meditação, a prática de escutar os sons naturais ao redor, como o som do vento, da chuva ou do mar, é uma forma de se conectar com o silêncio de forma mais orgânica. Sentar-se em um local onde esses sons estejam presentes e fechar os olhos, deixando que a mente se perca no som constante e repetitivo, é uma maneira de permitir que o próprio mundo externo ajude a trazer o silêncio para dentro. Esses sons naturais têm uma qualidade que acalma, que nos lembra de que há um ritmo no universo que continua, independente das nossas preocupações e pensamentos. É como se, ao se conectar com esses sons, estivéssemos nos sintonizando com uma frequência que também pertence ao que está além, ao que é eterno.

A prática do silêncio é, portanto, um aprendizado de entrega. Não se trata de buscar respostas imediatas ou de forçar um contato com o mundo espiritual, mas de criar um espaço onde essas respostas possam vir, quando for o momento certo. Muitas vezes, as mensagens mais importantes não são aquelas que buscamos, mas aquelas que nos encontram quando estamos abertos e receptivos. Ao deixar de lado o desejo de controle e permitir que o silêncio faça parte da nossa rotina, descobrimos que há um conforto profundo em apenas ser, em sentir que a presença dos entes queridos continua viva de uma forma que não depende das palavras.

Esse silêncio nos ensina que a comunicação espiritual é menos sobre o que dizemos e mais sobre o que sentimos e percebemos no intervalo entre os pensamentos. Ele nos lembra de que há uma sabedoria que só pode ser ouvida quando aprendemos a silenciar o ruído da mente, quando nos permitimos mergulhar no que há de mais profundo e essencial em nós mesmos. E ao fazer isso, ao cultivar esse estado de silêncio interno, percebemos que a distância entre os mundos diminui, e que os laços de amor e memória continuam a vibrar, mesmo no silêncio que nos envolve.

O silêncio interior é um território vasto, onde as fronteiras entre o mundo material e o espiritual parecem se desfazer, deixando espaço para uma comunicação que transcende a fala. Aprofundar-se nas práticas que cultivam esse estado é como escavar as camadas mais superficiais da mente até encontrar um poço de água calma, onde a reflexão se torna possível, e as respostas mais sutis podem emergir à superfície. Neste capítulo, exploramos técnicas específicas que ajudam a aprofundar esse estado de silêncio, criando condições ideais para ouvir as mensagens que vêm do coração e para sentir a presença daqueles que já partiram.

Uma das práticas mais eficazes para entrar nesse estado de silêncio profundo é a meditação com foco na respiração. Esse exercício simples, mas poderoso, começa com a escolha de um ambiente tranquilo, onde os sons externos não distraiam a atenção. Sentar-se de maneira confortável, com a coluna reta e os olhos suavemente fechados, ajuda a alinhar o corpo e a mente, preparando-os para o mergulho interior. A técnica envolve prestar atenção a cada inspiração e expiração, sem tentar controlar o ritmo da respiração, apenas observando-a enquanto entra e sai, como as ondas que tocam a areia e retornam ao mar. Esse foco no movimento natural da respiração ajuda a criar um ponto de ancoragem para a mente, que se torna menos suscetível a se perder em pensamentos.

À medida que a respiração se torna mais suave, a mente também começa a se aquietar, e o corpo entra em um estado de relaxamento profundo. Nesse ponto, é comum que pensamentos e lembranças ainda surjam, mas a prática consiste em não se envolver com eles—apenas observá-los, como folhas que flutuam sobre a superfície de um rio. Permitir que cada pensamento passe, sem agarrá-lo, cria uma sensação de espaço interno, como um céu que, aos poucos, se despe das nuvens e revela sua imensidão azul. Nesse estado, o silêncio se instala de maneira natural, e a percepção se torna mais sensível aos sinais que podem surgir, seja uma sensação de paz ou uma imagem que aparece repentinamente na mente.

Uma técnica complementar é a meditação com foco nos sons do ambiente. Sentado em um lugar onde haja sons suaves, como o canto dos pássaros, o som distante de um riacho ou o vento entre as folhas, a pessoa é convidada a apenas escutar, sem julgar ou interpretar os sons, permitindo que eles ocupem a mente e preencham o espaço interno. Essa prática ajuda a dissolver a sensação de separação entre o interior e o exterior, criando um fluxo contínuo entre o que está dentro e o que está fora. E, nesse fluxo, as mensagens que vêm do mundo espiritual podem ser percebidas como um sussurro que se mistura ao vento, uma sensação que não precisa de palavras para ser compreendida.

Outro método poderoso para aprofundar o silêncio interior é a prática da visualização de um campo de luz. Durante a meditação, após alguns minutos de concentração na respiração, imagine que uma luz branca começa a se expandir a partir do centro do peito, irradiando-se em todas as direções. Visualize essa luz preenchendo o corpo, envolvendo cada célula com uma sensação de calor e tranquilidade. Em seguida, veja essa luz expandindo-se além do corpo, preenchendo todo o ambiente ao seu redor, como um casulo luminoso que afasta qualquer pensamento perturbador ou distração. Sinta que dentro desse casulo, apenas a paz existe, e que as fronteiras entre o seu ser e o universo se dissolvem. Esse exercício cria um espaço interno e externo onde o silêncio se torna absoluto, permitindo que a percepção se volte para as mensagens sutis que possam estar esperando para serem ouvidas.

Para aqueles que encontram dificuldade em manter a mente em silêncio, os exercícios de respiração guiada são uma ferramenta valiosa. Uma técnica popular é a respiração 4-7-8, onde se inspira pelo nariz contando até quatro, retém o ar por sete segundos e depois expira pela boca por oito segundos. Esse ritmo respiratório ajuda a relaxar o sistema nervoso e a criar um estado de calma profunda, tornando a mente mais receptiva ao que se manifesta no silêncio. Essa técnica pode ser praticada por alguns minutos antes de qualquer outra meditação, como uma forma de preparar o terreno para a escuta silenciosa.

Além das técnicas de respiração e visualização, os exercícios de atenção plena, também conhecidos como mindfulness, são uma forma prática de cultivar o silêncio interior ao longo do dia. Um exemplo simples é dedicar alguns minutos para sentir cada sensação do corpo enquanto se lava as mãos com água morna, prestando atenção ao toque da água, à textura do sabão, à temperatura. Esse foco no presente ajuda a silenciar a mente de maneira gradual, ensinando-a a não se prender ao passado ou ao futuro, mas a estar plenamente no agora. Ao trazer essa atenção plena para momentos de luto e de saudade, criamos um espaço onde as memórias podem ser sentidas sem angústia, e onde a presença dos entes queridos se torna uma lembrança tranquila e reconfortante.

O silêncio interior também pode ser explorado através da prática de caminhar de forma meditativa, especialmente em lugares que trazem uma sensação de conexão com a natureza, como um bosque, uma praia deserta ou um campo aberto. Caminhar lentamente, prestando atenção ao toque dos pés na terra, ao som dos próprios passos, ao ritmo da respiração, é uma forma de transformar cada movimento em uma oração silenciosa, em uma abertura para o que está além. É durante essas caminhadas que muitos relatam sentir uma presença, como se o ente querido estivesse ao lado, acompanhando a jornada em um silêncio compartilhado.

Por fim, o silêncio interior nos ensina que a verdadeira comunicação espiritual não depende de rituais complexos, mas da capacidade de ouvir e sentir com o coração. É nesse espaço de calma que podemos encontrar as respostas que buscamos, não como palavras exatas, mas como um sentimento que conforta, como uma brisa que toca o rosto e nos faz lembrar de que, mesmo separados pelo véu entre os mundos, o amor continua a nos guiar. E ao cultivar o silêncio, percebemos que a dor da ausência pode se transformar em um portal para a compreensão de que a presença dos que amamos está sempre acessível, esperando apenas que calemos as vozes internas para poder se manifestar.

O silêncio é, assim, uma arte de estar em paz com o que não se pode controlar, de abrir o coração para aquilo que vem, sem expectativas rígidas, mas com uma confiança serena de que, no momento certo, as respostas virão. E nesse encontro silencioso, descobrimos que o luto não precisa ser apenas sofrimento, mas pode ser também um caminho de descobertas e de reconexão com o que há de eterno em cada relação. Cada prática, cada momento de silêncio, nos lembra que, mesmo na ausência de palavras, há uma troca constante entre os mundos, onde o amor e a saudade se tornam preces silenciosas que ressoam entre as estrelas.

Capítulo 10
A Escuta dos Sinais

A comunicação com o mundo espiritual, muitas vezes, se manifesta de forma sutil, através de sinais que, para quem está atento, podem ser percebidos como mensagens de carinho e presença dos entes queridos. Esses sinais são como fragmentos de luz que se revelam no cotidiano, pequenos acontecimentos que, por um instante, fazem com que o véu entre os mundos pareça mais fino. Eles podem se apresentar de inúmeras maneiras: uma música que toca no momento exato em que se pensa em quem partiu, um cheiro familiar que surge do nada, ou até mesmo a aparição inesperada de um pássaro ou uma borboleta que traz uma sensação de conforto e proximidade.

Aprender a escutar esses sinais requer sensibilidade e uma disposição para ver o mundo com olhos diferentes, como se cada detalhe carregasse um potencial de significados profundos. Não se trata de buscar explicações lógicas ou científicas para cada acontecimento, mas de se permitir sentir que, talvez, certas coincidências sejam algo mais, um gesto simbólico de comunicação. Esse tipo de escuta exige que o coração esteja aberto, que a mente esteja disposta a aceitar que há coisas que fogem ao controle racional, mas que falam diretamente ao que há de mais íntimo em nós.

O primeiro passo para escutar os sinais é cultivar uma presença atenta no dia a dia. Muitas vezes, o ritmo acelerado da vida nos impede de perceber o que está ao nosso redor, como se estivéssemos sempre a correr, sem notar as belezas e os detalhes que se revelam no caminho. Por isso, é essencial dedicar momentos do dia para parar, respirar e observar. Pode ser um simples passeio pelo parque, uma caminhada sem pressa pela rua, ou até mesmo sentar-se junto à janela e observar a paisagem. Nesse estado de atenção plena, onde a mente não está ocupada com o passado ou o futuro, os sinais podem surgir com mais clareza, como toques suaves que despertam algo dentro de nós.

Esses sinais podem se manifestar de forma mais concreta, como objetos que aparecem em lugares inesperados. Um exemplo comum é encontrar uma moeda no chão, justamente em um dia em que se estava pensando no ente querido, ou ver uma pena branca repousando delicadamente em um local de passagem. Para muitas pessoas, esses pequenos objetos ganham um significado especial, como se fossem gestos silenciosos, um "estou aqui" vindo de quem amamos. Não se trata de uma certeza absoluta, mas de uma sensação, um calor no peito que nos faz sentir que aquilo tem um significado maior do que o acaso.

Muitas vezes, os sinais se apresentam através de sincronicidades—acontecimentos que parecem alinhados de uma forma tão precisa que nos fazem pensar que há uma mensagem por trás. Pode ser uma conversa com um amigo que, sem saber, menciona algo que nos faz lembrar do ente querido, ou olhar para o relógio e ver sempre o mesmo horário, como 11:11 ou 22:22, em momentos em que pensamos em quem partiu. Essas repetições, embora possam parecer corriqueiras, carregam uma carga simbólica que ressoa com o que sentimos e nos fazem sentir que, talvez, há uma presença que deseja ser notada.

Os sonhos também são uma forma especial de perceber sinais do mundo espiritual. Diferente dos sonhos comuns, onde a mente processa o que viveu durante o dia, alguns sonhos carregam uma sensação de profundidade, de realidade intensa, como se fossem encontros em outro nível de existência. Esses sonhos podem ser simples, uma breve visão do ente querido sorrindo, ou podem conter conversas e mensagens que tocam profundamente o coração. A sensação de despertar com uma paz inexplicável, ou com a certeza de que aquele sonho foi mais do que apenas uma criação da mente, é um sinal de que há algo a ser escutado, algo que nos foi transmitido por meio do que os olhos físicos não podem ver.

O ambiente também pode oferecer sinais sutis, como mudanças na temperatura ou no aroma que surge inesperadamente. Muitas pessoas relatam sentir um calor suave, como um abraço invisível, ao pensar em um ente querido que partiu, ou sentir o perfume que essa pessoa costumava usar, mesmo quando não há razão aparente para isso. Esses são momentos em que a percepção se amplia, onde o coração se conecta com algo que não pode ser explicado de maneira racional, mas que traz consigo uma sensação de conforto e proximidade.

Uma prática que pode ajudar a melhorar essa escuta é a de manter um diário dos sinais. Reservar um caderno apenas para registrar os pequenos eventos que nos fazem pensar nos entes queridos pode ser uma forma de dar mais atenção a essas ocorrências. Ao anotar cada sinal, por mais simples que pareça, começamos a perceber padrões e a reconhecer que, talvez, aquilo que considerávamos apenas coincidência seja, na verdade, uma forma de comunicação. Esse diário também pode se tornar uma fonte de conforto nos momentos de saudade, pois, ao revisitar as páginas, sentimos que há uma continuidade, uma presença que nos acompanha de maneira sutil, mas constante.

Outro aspecto importante na escuta dos sinais é confiar na própria intuição. Muitas vezes, ao tentar racionalizar demais um evento, acabamos perdendo a conexão com o que ele pode nos trazer de mais verdadeiro. A intuição, ao contrário, é como um fio invisível que nos liga diretamente ao que há de mais profundo em nosso ser. Ela não precisa de provas, mas de confiança. Quando sentimos que algo é um sinal, que traz consigo uma sensação de paz ou de reconhecimento, é importante honrar essa percepção, aceitar que, talvez, aquilo seja uma resposta para um pedido silencioso que fizemos ao universo.

Aprender a escutar os sinais é como afinar um instrumento musical que já existe dentro de nós. No começo, pode ser difícil distinguir os sons, mas com o tempo, vamos desenvolvendo uma sensibilidade que nos permite ouvir cada nota, cada mensagem que se manifesta na melodia sutil do cotidiano. Essa escuta é um exercício de presença, de abrir-se para o que a vida tem a nos dizer, seja através de uma brisa suave, de uma palavra que chega no momento certo, ou de um sonho que deixa no peito a sensação de que fomos visitados por quem amamos.

Escutar os sinais é, acima de tudo, um ato de fé. Não uma fé cega, mas uma fé que se fundamenta na experiência íntima, na certeza que nasce de momentos em que sentimos que, de alguma forma, os laços que nos unem aos que partiram continuam a vibrar. E é essa escuta que nos ensina que, mesmo no silêncio, há uma comunicação que persiste, uma forma de amor que encontra maneiras de se fazer presente, de tocar nossa alma com a leveza de um sussurro que atravessa o tempo.

A prática de escutar os sinais que vêm do mundo espiritual é, em sua essência, um exercício de confiança e de entrega. Muitas vezes, os sinais são tão sutis que podem facilmente ser ignorados ou racionalizados, mas para aqueles que se abrem à possibilidade de que há mais do que os olhos podem ver, essa escuta pode se tornar uma fonte profunda de conforto e conexão. Aprofundar-se nessa arte de perceber o invisível requer uma mente aberta e um coração disposto a acolher, sem pressa de entender, mas com a serenidade de quem sabe que cada mensagem pode trazer consigo um pedaço de um mistério maior.

Para distinguir os sinais verdadeiros de simples coincidências, é importante desenvolver um senso de presença constante. Isso não significa que devemos viver esperando por um sinal a cada momento, mas sim que, ao cultivar uma atitude de atenção plena, conseguimos perceber quando algo se destaca, como uma nota diferente em uma melodia familiar. Esse estado de presença é especialmente útil para reconhecer aqueles momentos em que a vida parece falar conosco de forma simbólica, quando um evento aparentemente comum se transforma em um eco de algo que carregamos em nosso interior.

Um exemplo clássico de sinal espiritual são os números repetidos que aparecem de forma constante. Muitas pessoas relatam a experiência de olhar para o relógio sempre no mesmo horário, como 11:11 ou 22:22, em momentos em que estão pensando em quem partiram. Esses números, que surgem de maneira inesperada, são como lembretes silenciosos de que há uma ordem invisível no universo, algo que se manifesta por trás das rotinas diárias. Esses sinais não têm um significado fixo, mas ressoam com a experiência pessoal de cada um, convidando a uma reflexão sobre o que sentimos quando eles aparecem e o que, naquele instante, desejamos comunicar ou receber.

Uma maneira de aprofundar a interpretação dos sinais é através do uso de um diário espiritual. Nele, é possível registrar cada experiência que nos fez pensar em uma possível comunicação, anotando o que sentimos, onde estávamos e quais eram nossos pensamentos naquele momento. Com o passar do tempo, esse diário se torna uma fonte rica de autoconhecimento e de compreensão dos padrões que surgem em nossas vidas. Ele também nos ajuda a perceber como alguns sinais se repetem ou aparecem em momentos de grande carga emocional, como datas de aniversário ou ocasiões significativas, reforçando a sensação de que, talvez, aquilo que pensamos ser apenas uma coincidência seja algo mais.

Ao escrever no diário, é importante não apenas descrever o que aconteceu, mas também como aquilo nos fez sentir. Muitas vezes, a interpretação de um sinal não vem de forma imediata, mas surge à medida que refletimos sobre ele, quando revisitamos as anotações e percebemos que há um fio condutor que conecta os eventos. Essa prática nos ajuda a desenvolver uma confiança na nossa própria intuição, a entender que o significado dos sinais não precisa ser claro de imediato, mas que, com o tempo, eles podem revelar uma mensagem mais ampla, uma sensação de continuidade e de presença que atravessa os dias.

A confiança na intuição é um pilar fundamental para a escuta dos sinais. A intuição é como uma bússola interna que aponta para aquilo que, muitas vezes, escapa à razão. Ao sentir que um evento tem um significado especial, é importante não desconsiderá-lo apenas porque não se pode explicar. A intuição é aquele pressentimento que surge sem aviso, como um calor no peito, ou uma certeza que vem acompanhada de uma paz que não exige provas. Confiar na própria percepção é um ato de amor consigo mesmo, é permitir-se acreditar que, sim, as mensagens podem chegar de formas inesperadas e que, às vezes, o que sentimos é mais real do que o que podemos provar.

Outro aspecto importante da escuta dos sinais é saber que nem todos os sinais são respostas diretas a uma pergunta. Muitas vezes, eles surgem como pequenos lembretes de que o ente querido está presente de alguma forma, como um toque leve em meio à rotina. Um cheiro que nos faz lembrar de uma pessoa específica, uma música que toca no rádio e traz à tona uma memória especial, ou até mesmo a sensação de que alguém passou por perto são maneiras de nos lembrar de que a ausência física não é sinônimo de ausência total. Esses sinais são como visitas rápidas, um sopro de presença que chega sem aviso, mas que deixa no ar uma sensação de proximidade.

A escuta dos sinais também pode ser aprimorada através da prática de criar pequenos rituais de abertura. Ao acender uma vela, por exemplo, podemos fazer uma breve prece em que pedimos para estar abertos aos sinais que o universo deseja nos enviar. Esse gesto simples é uma forma de dizer ao mundo espiritual que estamos dispostos a ouvir, que nosso coração está atento e pronto para acolher o que vier. A vela, com sua chama suave, torna-se um símbolo da nossa própria intenção de clareza, de manter uma luz acesa na escuridão que, às vezes, sentimos durante a saudade.

Quando um sinal é percebido, é importante expressar gratidão. Agradecer, em voz alta ou em pensamento, é uma forma de honrar aquele momento e de reconhecer que algo especial aconteceu. Essa gratidão não precisa ser grandiosa; ela pode ser uma simples sensação de alegria interna, um sorriso que se forma ao perceber que, de alguma forma, fomos tocados por um gesto sutil. A gratidão, nesse contexto, é como regar uma planta, ajudando a nutrir a conexão que existe entre os mundos, tornando essa comunicação cada vez mais presente e constante.

Entender que os sinais nem sempre chegam da forma que esperamos é uma parte essencial do processo. Muitas vezes, buscamos por algo espetacular, uma visão clara, uma mensagem direta, mas os sinais são, por natureza, discretos, quase como um toque de leveza no tecido da realidade. Eles nos lembram de que o mundo espiritual não é separado de nós, mas se entrelaça com a vida cotidiana, aparecendo nos detalhes e nas pequenas sincronicidades que nos rodeiam.

A escuta dos sinais é, assim, uma arte que nos convida a abrir os sentidos e o coração, a perceber que, mesmo nas pequenas coisas, há uma profundidade que fala diretamente à nossa alma. Ao aceitar essa escuta como um presente, descobrimos que a comunicação com os entes queridos não é um evento isolado, mas um processo que se desenrola ao longo do tempo, como uma dança entre o visível e o invisível. E ao nos entregarmos a essa dança, percebemos que, mesmo diante da saudade, há uma alegria em saber que o amor continua a se manifestar, de maneiras que não esperávamos, mas que são sempre bem-vindas.

Capítulo 11
Sonhos como Portais

Os sonhos têm fascinado a humanidade desde tempos imemoriais, sendo vistos, em muitas culturas, como janelas para outras realidades, espaços onde o consciente e o inconsciente se entrelaçam, e onde as barreiras entre os mundos se tornam mais fluidas. No contexto da comunicação com entes queridos que já partiram, os sonhos são frequentemente considerados portais através dos quais esses laços podem ser reafirmados e as mensagens podem fluir de um lado a outro. É nos sonhos que, muitas vezes, reencontramos aqueles que amamos, sentindo sua presença de maneira intensa, quase palpável, como se a distância que nos separa deles fosse momentaneamente dissolvida pela névoa do sono.

Durante o sono, a mente consciente relaxa e permite que as camadas mais profundas do inconsciente se manifestem. É um momento em que as defesas racionais se abrem, permitindo que visões e sentimentos venham à tona de maneira espontânea. Para muitos, é nesse estado de vulnerabilidade serena que os entes queridos conseguem se aproximar, transmitindo mensagens ou simplesmente proporcionando uma sensação de conforto. Esses sonhos não são como os sonhos comuns que se perdem ao despertar; eles possuem uma vivacidade, uma nitidez que faz com que a pessoa acorde com a certeza de que algo especial aconteceu durante a noite.

O primeiro passo para compreender os sonhos como um possível meio de comunicação é reconhecer a diferença entre um sonho comum e um sonho que carrega uma carga espiritual.

Sonhos comuns costumam ser fragmentados, misturando memórias e preocupações do dia a dia, enquanto os sonhos espirituais têm uma atmosfera mais intensa, como se o cenário e as emoções fossem realçados. Ao sonhar com um ente querido que partiu, a sensação ao acordar é de que aquela experiência foi mais do que apenas uma criação do cérebro; ela deixa no coração uma sensação de paz ou de um tipo de saudade que, ao invés de ferir, reconforta.

Esses sonhos podem assumir muitas formas. Em alguns, o ente querido aparece sorrindo, como em um reencontro silencioso onde não há palavras, mas apenas a certeza de que aquele momento foi um presente. Em outros, há conversas, breves ou longas, onde as mensagens parecem mais claras. Às vezes, essas mensagens são simples gestos, como um abraço apertado ou um olhar de compreensão. Mas mesmo que a comunicação verbal não ocorra, a presença sentida já é suficiente para transformar a experiência em algo profundamente significativo.

Para aqueles que desejam cultivar esses encontros durante o sono, há algumas práticas que podem ser adotadas antes de dormir. Uma delas é a de fazer um pedido de conexão. Antes de adormecer, em um estado de calma, é possível colocar as mãos sobre o peito e mentalizar um desejo simples e sincero, como "Que eu possa reencontrar você esta noite, e que este encontro me traga paz." Esse pedido não precisa ser complexo ou repetido muitas vezes; o mais importante é que ele seja feito com o coração aberto, com a intenção verdadeira de se conectar com aquele que partiu.

Criar um ambiente propício ao sono também pode ajudar a intensificar os sonhos espirituais. Limpar energeticamente o quarto antes de dormir, acendendo um incenso suave ou uma vela, ajuda a preparar o espaço para um sono mais profundo e sereno. Manter uma fotografia do ente querido ao lado da cama, ou um objeto que o represente, pode servir como um ponto de ancoragem, um lembrete silencioso de que aquele que partiu ainda ocupa um lugar especial em nosso mundo. Esse tipo de gesto é uma forma de convidar a presença espiritual para se manifestar durante o sono, como se disséssemos ao universo que estamos prontos para receber qualquer mensagem que possa vir.

A preparação para os sonhos também pode incluir uma prática de relaxamento antes de deitar. Tomar um chá calmante, como camomila ou lavanda, ajuda a acalmar o corpo e a mente, facilitando a transição para um sono tranquilo. Outra prática útil é a visualização antes de adormecer. Com os olhos fechados, imagine um campo aberto, um lugar tranquilo onde você e o ente querido costumavam passar momentos juntos, ou um lugar que represente paz para ambos. Visualize esse cenário com detalhes—o céu, as cores ao redor, o som do vento. E então, imagine que ele ou ela aparece nesse lugar, sorrindo, como um reencontro sem pressa. Essa visualização pode não garantir um sonho, mas cria um estado mental receptivo, onde o desejo de conexão está presente de forma clara e serena.

Os sonhos que ocorrem após essa preparação são, muitas vezes, acompanhados de uma sensação de leveza, como se a alma tivesse viajado a um lugar seguro durante a noite. Algumas pessoas relatam que, mesmo quando o encontro com o ente querido não ocorre diretamente, o simples ato de preparar-se para essa possibilidade já transforma a qualidade do sono, tornando-o mais profundo e restaurador. É como se, ao expressar o desejo de se conectar, abríssemos uma porta para que a paz se instalasse, mesmo que a mensagem não venha de forma explícita.

Quando um sonho espiritual acontece, é importante registrá-lo assim que acordar. Manter um caderno de sonhos ao lado da cama permite que se anotem os detalhes enquanto ainda estão frescos na memória. Anote cada detalhe, por mais pequeno que pareça—a cor do céu, as palavras ditas, a sensação que ficou ao despertar. Muitas vezes, esses elementos carregam significados simbólicos que só se tornam claros com o tempo. Esse registro ajuda a manter viva a experiência e permite revisitar o sonho sempre que a saudade apertar.

Os sonhos como portais nos lembram de que, durante a noite, há uma parte de nós que viaja para além dos limites da vigília, que toca algo que escapa à compreensão lógica, mas que é sentido de forma profunda. E ao permitir que esses sonhos aconteçam, ao abrir nosso coração para a possibilidade de que eles sejam mais do que simples produtos da mente, descobrimos que a distância entre os mundos é menor do que imaginávamos. Os sonhos se tornam, assim, uma maneira de manter o laço com os entes queridos vivo, uma forma de continuar a dizer o que não foi dito, de ouvir o que ainda precisava ser ouvido.

Esses momentos oníricos são como cartas escritas em uma linguagem que a razão não entende, mas que o coração compreende perfeitamente. E ao despertar de um sonho desses, sentindo o calor de uma presença invisível ao nosso lado, percebemos que a conexão que tanto buscamos continua ali, esperando apenas que fechemos os olhos e nos entreguemos ao mistério de sonhar.

Aprofundar-se na arte de utilizar os sonhos como um meio de comunicação espiritual é como navegar por águas tranquilas, onde cada onda traz consigo a possibilidade de uma mensagem ou um encontro. Os sonhos que permitem essa conexão são preciosos e, embora não possamos controlá-los completamente, existem práticas que podem aumentar a receptividade e criar um ambiente propício para que esses momentos aconteçam. A busca por esses encontros oníricos é, em sua essência, um convite ao sutil, uma forma de se abrir para as respostas que podem vir das profundezas do sono.

Um dos métodos mais eficazes para cultivar esses sonhos é a utilização de cristais que potencializam a energia do sono e da intuição. A ametista, por exemplo, é amplamente reconhecida por sua capacidade de auxiliar na conexão espiritual e em facilitar sonhos significativos. Colocar uma pequena ametista debaixo do travesseiro ou na cabeceira da cama é uma forma de criar um campo energético que ajuda a mente a se sintonizar com o mundo espiritual durante o sono. Esse cristal é conhecido por sua energia calmante, que favorece um estado mental receptivo e sereno, ideal para que as mensagens possam ser transmitidas com mais clareza.

Outro cristal que pode ser útil é o quartzo rosa, que tem uma energia profundamente ligada ao amor e ao coração. Para aqueles que desejam enviar ou receber mensagens de carinho de um ente querido, o quartzo rosa pode ser um aliado, criando uma atmosfera de conforto emocional durante o sono. Assim como a ametista, ele pode ser colocado próximo ao leito, e segurar o cristal por alguns minutos antes de dormir, mentalizando o desejo de um encontro pacífico, é uma maneira de intensificar a intenção de comunicação. Esses gestos, embora simples, carregam consigo uma intenção que se espalha no campo sutil, criando um caminho mais claro para a manifestação dos sonhos.

Além dos cristais, as ervas e chás calmantes são antigos aliados na busca por um sono profundo e propício a sonhos espirituais. Chás de camomila, valeriana ou lavanda podem ser tomados antes de dormir, criando um ambiente interno de serenidade que facilita o acesso ao mundo dos sonhos. Esses chás ajudam a acalmar a mente e a relaxar o corpo, fazendo com que as barreiras entre o consciente e o inconsciente se tornem mais suaves. Um simples ritual antes de deitar, envolvendo uma xícara de chá e um momento de silêncio, pode transformar a transição para o sono em um ato sagrado, onde o desejo de conexão é reafirmado.

A prática de escrever antes de dormir também pode ser uma ferramenta poderosa para direcionar os sonhos. Ter um caderno especial ao lado da cama e, antes de adormecer, escrever uma carta curta ao ente querido, expressando o desejo de reencontrá-lo nos sonhos, é uma forma de alinhar a mente com a intenção do coração. A carta não precisa ser elaborada; o que importa é que seja sincera, que contenha a essência do que se deseja compartilhar ou ouvir. Após escrever, a carta pode ser colocada debaixo do travesseiro, como um símbolo do desejo de que aquelas palavras sejam levadas até o mundo dos sonhos, onde possam encontrar eco.

Para aqueles que buscam uma conexão mais intensa durante o sono, a prática da visualização guiada pode ser um caminho eficaz. Antes de adormecer, após alguns minutos de respiração profunda, visualize uma porta de luz em sua mente, um portal que leva a um lugar onde você se sente seguro e em paz.

Pode ser um campo florido, uma praia banhada pela lua, ou um jardim tranquilo. Imagine-se atravessando essa porta e encontrando o ente querido do outro lado, esperando com um sorriso sereno. A visualização não precisa ser perfeita; o importante é a intenção por trás dela, a vontade genuína de criar um espaço onde o encontro possa acontecer de forma tranquila. Essa prática prepara a mente para que, durante o sono, ela possa explorar esse cenário de forma mais livre, como se o sonho já tivesse começado ainda em vigília.

Manter um diário dos sonhos é uma ferramenta essencial para aqueles que desejam interpretar as mensagens que chegam durante a noite. Anotar os sonhos logo ao acordar, mesmo que pareçam fragmentados ou confusos, é uma forma de preservar as impressões que surgem no limiar entre o sono e a vigília. Muitas vezes, o significado de um sonho não é evidente à primeira vista, mas, ao revisitar as anotações com o passar do tempo, é possível perceber padrões ou mensagens que se revelam de maneira mais clara. Esse diário não é apenas um registro, mas uma conversa em andamento com o próprio inconsciente, que, de tempos em tempos, traz à tona aquilo que está além das palavras.

É importante lembrar que nem todos os sonhos com entes queridos são necessariamente mensagens diretas. Alguns sonhos podem ser apenas manifestações de nossas emoções, de nossos desejos de reencontro, ou de nossas saudades. Reconhecer essa diferença é parte do processo de amadurecimento espiritual, de entender que os sonhos são, ao mesmo tempo, espelhos de nossa alma e janelas para o que está além. Em alguns casos, mesmo que um sonho não traga uma mensagem clara, ele pode ser uma forma de encontrar consolo, de sentir que, por um breve momento, estivemos em um lugar onde a dor da ausência foi suavizada.

Para aqueles que buscam uma experiência mais guiada, ouvir uma meditação gravada antes de dormir pode ajudar a acalmar a mente e direcionar os pensamentos para um estado receptivo. Existem meditações específicas que envolvem a intenção de se conectar com entes queridos, utilizando palavras e sons suaves que ajudam a mente a entrar em um estado de relaxamento profundo. Essas meditações, quando feitas com regularidade, podem se tornar uma espécie de ritual, preparando o corpo e a mente para receber mensagens durante o sono, como se cada noite fosse uma nova oportunidade de cruzar os limites do visível.

Os sonhos como portais nos convidam a aceitar o mistério, a confiar naquilo que não pode ser explicado de forma racional, mas que é sentido de maneira intensa. E, ao se abrir para a possibilidade de que os sonhos sejam um canal de comunicação com aqueles que partiram, descobrimos que o mundo espiritual encontra formas de nos alcançar, mesmo quando nossos olhos estão fechados. Esses momentos noturnos, onde o espírito viaja e encontra o que está além, são como lembretes de que, mesmo na ausência, os laços de amor continuam a vibrar, encontrando brechas na escuridão para se manifestar como luz.

Ao cultivar essas práticas e se abrir para o que os sonhos podem trazer, percebemos que a noite, longe de ser apenas um tempo de descanso, pode se tornar um território de encontros, um espaço onde as distâncias se encurtam e onde as palavras não são necessárias para dizer "eu ainda estou aqui." E, assim, cada sonho que vem carregado dessa presença se torna um presente precioso, um lembrete de que o amor, mesmo quando atravessa as fronteiras entre os mundos, continua a ser um elo forte e duradouro, que se manifesta, gentilmente, nas asas da noite.

Capítulo 12
O Papel das Oferendas Simbólicas

Desde tempos imemoriais, as oferendas simbólicas têm sido utilizadas como uma forma de comunicação entre o mundo físico e o espiritual. Elas são gestos materiais que carregam intenções profundas, como uma linguagem silenciosa que busca atravessar as barreiras entre os mundos. Para aqueles que desejam enviar mensagens de carinho e lembrar seus entes queridos, as oferendas representam uma maneira tangível de expressar sentimentos, criando um canal de energia que reflete o respeito, o amor e a saudade. Neste capítulo, exploramos como as oferendas simbólicas podem ser integradas às práticas de conexão espiritual, potencializando a intenção por trás de cada gesto.

O ato de oferecer algo é, em sua essência, um símbolo de entrega. Seja uma flor colocada em um altar, uma vela acesa em um lugar especial, ou um alimento deixado à natureza em homenagem a quem partiu, esses objetos carregam em si as emoções de quem os entrega. Em muitas culturas, acredita-se que as oferendas são uma forma de transmitir energia e intenção, permitindo que o espírito do ente querido sinta o carinho e a lembrança que perduram além da morte. É um ato que, apesar de sua simplicidade, pode trazer uma sensação profunda de conexão e de paz, como se o gesto físico fosse uma extensão do coração.

Um dos tipos mais comuns de oferendas simbólicas são as flores. Elas carregam consigo a energia da natureza, da vida que se renova, e são uma representação poética da transitoriedade da existência. Colocar flores frescas em um local onde se honra a memória de um ente querido é uma forma de transmitir sentimentos de beleza e gratidão. Cada flor tem um simbolismo próprio, e escolher uma que possua um significado especial para quem partiu é uma maneira de personalizar a homenagem. Por exemplo, rosas podem simbolizar amor eterno, enquanto lírios são associados à pureza e ao renascimento. Quando oferecidas com intenção, as flores tornam-se mensagens de luz, que se dissipam pelo vento, levando consigo os sentimentos de quem as entrega.

As velas, por sua vez, são poderosas oferendas de luz. Em muitas tradições espirituais, acender uma vela em memória de alguém que partiu é um gesto que simboliza a continuidade da vida espiritual, uma chama que não se apaga mesmo quando o corpo físico já não está presente. A luz da vela é vista como um guia, um farol que ajuda a iluminar o caminho entre os mundos. Ao acender uma vela com o nome do ente querido, podemos mentalizar que aquela chama é uma representação da nossa intenção de enviar amor, de aquecer o espírito que nos acompanha de outra dimensão. Esse gesto simples de acender a chama e observar sua dança suave é um momento de contemplação, onde o silêncio se preenche com a presença daqueles que nos deixaram.

As oferendas de alimentos também têm um lugar especial em diversas culturas, especialmente em celebrações que envolvem a lembrança dos antepassados, como o Dia dos Mortos no México ou os festivais de reverência aos ancestrais na Ásia. Oferecer um alimento que a pessoa amava em vida, como uma fruta, um doce ou um prato caseiro, é uma forma de nutrir a memória e de criar uma ponte afetiva com quem partiu. Esses alimentos são colocados em altares ou em lugares ao ar livre, como uma forma de agradecer pela presença que aquela pessoa teve em nossas vidas, e de expressar o desejo de que, onde quer que esteja, ela receba a essência do nosso carinho.

As oferendas podem também assumir formas mais simbólicas, como objetos que carregam um significado especial. Um exemplo é oferecer uma carta escrita à mão, onde colocamos em palavras tudo aquilo que gostaríamos de dizer, mas que não pôde ser dito em vida. Essa carta, ao ser colocada em um altar ou queimada em um ritual, torna-se uma maneira de transformar as palavras em um gesto de entrega, permitindo que os sentimentos se dissipem na fumaça e sejam levados ao encontro do ente querido. A prática de queimar a carta em uma vela, visualizando que a mensagem está sendo carregada pelas chamas até o plano espiritual, é um ato de desprendimento e de aceitação, um rito de passagem que nos ajuda a lidar com a ausência de forma mais serena.

Outra forma de oferenda simbólica é utilizar elementos da natureza como pedras ou conchas, que podem ser deixadas em um lugar significativo, como a margem de um rio, a base de uma árvore, ou em um jardim. Cada pedra, cada concha, é como um pequeno tesouro da terra, e ao oferecê-los, mentalizamos que estamos devolvendo ao universo algo que possui uma beleza própria, assim como as memórias que guardamos de quem partiu. Esses gestos, por mais discretos que sejam, carregam em si uma intenção que reverbera no espaço e no tempo, criando um elo invisível entre o que é terreno e o que é espiritual.

As oferendas simbólicas nos ensinam que a comunicação com os entes queridos não precisa de palavras complexas ou de rituais elaborados. Elas nos lembram de que o que importa é a sinceridade do gesto, a pureza da intenção. Ao escolher cada elemento com carinho, ao preparar o ambiente e dedicar um momento de silêncio enquanto oferecemos, criamos um espaço sagrado onde a memória de quem partiu é celebrada e honrada. Esse espaço, embora invisível aos olhos, é sentido no coração, como uma onda de conforto que se espalha e nos lembra de que os laços que nos unem aos nossos amados não se desfazem com a partida.

Essas práticas nos convidam a viver o luto de uma maneira que abraça a continuidade, em vez da separação. Cada oferenda é uma forma de dizer "eu me lembro de você", "você ainda é parte de mim". E ao fazer isso, encontramos uma maneira de transformar a saudade em um momento de conexão, de transformar a dor da ausência em um ato de amor que se oferece ao vento, ao fogo, à terra, e à água. É como se cada oferenda fosse um sussurro que viaja pelo ar, um gesto que, mesmo em sua simplicidade, carrega a força de um amor que nunca cessa de vibrar entre os mundos.

Criar um ritual pessoal utilizando oferendas simbólicas é como desenhar um caminho que liga o coração de quem ficou à essência de quem partiu. É um ato íntimo, um momento em que a intenção se materializa por meio de gestos simples, mas repletos de significado. Cada elemento utilizado em uma oferenda carrega consigo um pedaço da memória e do sentimento, tornando-se um veículo para transmitir a mensagem desejada. Este capítulo aprofunda o entendimento de como criar e realizar esses rituais, escolhendo os objetos e os símbolos que mais ressoam com a conexão que se deseja manter.

O primeiro passo para um ritual de oferenda é escolher um espaço onde ele possa ser realizado de forma tranquila e respeitosa. Esse local pode ser dentro de casa, em um canto que já tenha sido transformado em um espaço de memória, ou em um lugar ao ar livre que possua um significado especial, como o pé de uma árvore que traz lembranças de momentos compartilhados, ou à beira de um rio. O importante é que esse lugar transmita paz e permita que o gesto da oferenda seja feito sem interrupções, em um ambiente que favoreça a concentração e o recolhimento.

Após escolher o local, é essencial definir quais serão os elementos que farão parte da oferenda. Um altar simples pode ser criado com uma toalha branca, que representa pureza e clareza de intenções, sobre a qual se colocam os objetos escolhidos. Esses elementos podem incluir uma vela acesa, que simboliza a luz da presença espiritual, e incensos, cujas fragrâncias são levadas pelo ar, como um sopro que carrega a intenção até o outro lado do véu. A fumaça que sobe em espirais é vista, em muitas tradições, como um veículo de purificação e de elevação, e ao acender o incenso, pode-se mentalizar que as preces e pensamentos estão sendo elevados junto com a fumaça.

Outro elemento poderoso é a fotografia do ente querido, que pode ser colocada no centro do altar, como um ponto focal que nos ajuda a manter viva a imagem de quem amamos. Ter a fotografia presente não é apenas uma forma de lembrar, mas de reafirmar o laço que permanece, mesmo diante da ausência física. Esse simples ato de contemplar a imagem, enquanto se respira profundamente, permite que as memórias venham à tona de maneira natural, criando um ambiente onde a saudade e a gratidão se misturam de forma harmoniosa.

As flores são um complemento que traz beleza e simbolismo ao ritual. Colocar um pequeno buquê ao lado da fotografia ou sobre o altar é um gesto de respeito e carinho. Pode-se escolher flores que tenham um significado especial para a pessoa que partiu, ou que simbolizem sentimentos de paz e esperança, como margaridas ou lírios. Além de embelezar o ambiente, as flores também se tornam uma oferenda viva, um presente da natureza que nos lembra da ciclicidade da vida e da conexão com o que é eterno.

Para aqueles que desejam fazer uma oferenda mais personalizada, os objetos que simbolizam algo específico da vida e dos gostos do ente querido podem ser integrados ao ritual. Por exemplo, um livro que a pessoa amava, um objeto que carregava sempre consigo, ou até mesmo algo que represente uma paixão compartilhada, como uma pequena lembrança de uma viagem que fizeram juntos. Esses objetos são mais do que coisas materiais; eles carregam em si a energia dos momentos compartilhados, e ao serem oferecidos em um ritual, criam um elo direto com as memórias que são guardadas no coração.

Um dos gestos mais simbólicos é escrever uma carta ao ente querido e deixá-la junto aos outros elementos da oferenda. Na carta, podemos expressar aquilo que sentimos, compartilhar as novidades da vida ou simplesmente dizer que a lembrança permanece viva. Este é um ato que, embora simples, carrega uma profundidade que toca diretamente o íntimo. Depois de escrever, há diversas formas de transformar essa carta em um rito de passagem: ela pode ser queimada em uma vela, permitindo que suas palavras sejam levadas ao céu pela fumaça, ou enterrada ao pé de uma árvore, deixando que a terra a acolha e que o tempo faça seu trabalho de transformação.

Se o ritual for realizado ao ar livre, uma prática comum é deixar as oferendas em locais onde a natureza possa integrá-las de forma natural. Flores e frutas podem ser colocadas junto a um rio ou em um campo aberto, com a intenção de que os elementos naturais sejam os mensageiros que levam as energias de carinho e saudade até o mundo espiritual. Deixar um pedaço de pão ou um doce favorito em um local significativo também é uma forma de manter viva a memória dos momentos que marcaram a convivência, como se, através do gesto, estivéssemos compartilhando novamente um momento à mesa.

Para finalizar o ritual, é importante dedicar um momento de silêncio, permitindo que as emoções fluam e que a mente se acalme. Esse silêncio é uma forma de escuta, um espaço onde, após a entrega da oferenda, nos colocamos em uma posição de receptividade, abertos para qualquer sensação ou mensagem que possa surgir. Esse tempo de contemplação é um convite para que a presença do ente querido se faça sentir, não de maneira forçada, mas como uma brisa suave que toca o rosto, ou como uma sensação de calor que envolve o peito. É a hora em que o coração se abre para reconhecer que, através da entrega simbólica, algo maior foi compartilhado.

Esses rituais com oferendas simbólicas nos mostram que a comunicação espiritual pode ser cultivada através dos gestos que fazemos com amor e intenção. Não se trata de esperar respostas imediatas, mas de saber que cada gesto é uma forma de manter viva a chama da lembrança e da conexão. A cada oferenda, reafirmamos para nós mesmos e para o universo que o vínculo que nos une aos entes queridos continua presente, que a distância física não apaga o que foi vivido e sentido.

As oferendas são uma maneira de transformar a dor da perda em um gesto de cuidado, um ato de amor que permanece, como um elo que atravessa o tempo. E ao criar esses rituais de forma pessoal, adaptando-os às nossas memórias e ao que sentimos, descobrimos que eles se tornam uma fonte de conforto, uma forma de se sentir próximo de quem partiu, mesmo quando os caminhos habituais de comunicação já não estão disponíveis.

Cada ritual, cada oferenda, é como um abraço que oferecemos ao mundo espiritual, na certeza de que o amor, assim como as flores que deixamos sobre a terra, continuará a florescer entre os mundos.

Capítulo 13
Comunicação Espiritual

A comunicação espiritual é um processo que vai além das palavras e dos gestos materiais, mergulhando em uma dimensão onde a linguagem é feita de sentimentos, intenções e imagens que falam diretamente ao coração. Para aqueles que desejam se conectar com entes queridos que já partiram, a prática de meditações guiadas específicas pode abrir um caminho seguro para essa comunicação, ajudando a mente a se aquietar e a alma a se sintonizar com frequências mais sutis. Estas práticas não prometem respostas imediatas, mas oferecem um espaço interno onde a presença do outro pode ser sentida, criando uma atmosfera de serenidade e acolhimento.

O primeiro passo para essa comunicação espiritual é preparar o ambiente de forma que ele favoreça a concentração e a calma. Escolher um local tranquilo, onde não haja interrupções, é fundamental. Pode ser um canto da casa que transmita paz, ou um espaço ao ar livre, onde os sons da natureza ajudem a criar uma sensação de harmonia. A prática de acender uma vela antes de começar a meditação é um gesto simbólico que marca o início da jornada. A chama da vela representa a luz que buscamos, a claridade que desejamos alcançar em nossos pensamentos e sentimentos. Observá-la por alguns instantes, deixando que seu movimento suave ajude a desacelerar a mente, é uma forma de se preparar para o que virá.

Com o ambiente preparado, é hora de se acomodar de maneira confortável, com a coluna reta, mas sem tensão, permitindo que o corpo relaxe sem perder o estado de alerta.

Fechar os olhos é um convite para que a atenção se volte para dentro, e a respiração profunda e consciente é o fio que nos guia nesse mergulho interior. Inspirar pelo nariz, enchendo os pulmões de ar, e soltar lentamente pela boca, enquanto se mentaliza que, a cada expiração, qualquer tensão vai embora, ajuda a criar um estado de receptividade. É como se, ao liberar o ar, também liberássemos as preocupações, deixando espaço para que a mente se torne um espelho calmo, capaz de refletir o que vem de dentro.

Uma meditação inicial para a comunicação espiritual pode começar com a visualização de um campo de luz dourada que se expande a partir do coração. Imaginar que essa luz envolve todo o corpo, criando uma espécie de casulo protetor, ajuda a criar uma sensação de segurança e conforto. Essa luz é como uma ponte entre os mundos, um espaço onde a energia que desejamos transmitir pode fluir livremente. Ao visualizar essa luz, é possível mentalizar que ela se estende para além do espaço físico, alcançando o ente querido, onde quer que ele esteja. Esse ato de imaginar uma conexão de luz é uma forma de afirmar para si mesmo e para o universo que estamos dispostos a abrir esse canal de comunicação.

Com a mente envolta nessa luz protetora, podemos então trazer à mente a imagem do ente querido. Não é preciso forçar os detalhes, basta deixar que a memória traga aquilo que surge de forma espontânea, como um rosto sorridente, um abraço ou um olhar tranquilo. A imagem não precisa ser perfeita; o importante é a sensação de presença que ela traz, a lembrança do afeto que continua vivo dentro de nós. Permitir que essa imagem permaneça na mente por alguns minutos, enquanto respiramos de forma suave, é uma forma de criar um espaço onde a presença do outro pode ser sentida de forma mais nítida.

Durante essa visualização, é comum que emoções surjam—saudade, alegria, tristeza ou até mesmo um alívio suave. A chave é não resistir a essas emoções, mas acolhê-las como parte do processo de comunicação. Sentir é uma forma de abrir o coração, de permitir que a energia que carregamos se manifeste de forma autêntica. E é justamente nesse estado de vulnerabilidade que muitas vezes percebemos um toque sutil, um calor no peito, ou uma sensação de paz que nos envolve, como se, de alguma maneira, o ente querido estivesse nos abraçando do outro lado.

Uma prática complementar é a de imaginar que há um campo verde ao redor, um prado tranquilo onde nos sentamos para conversar com o ente querido. Nesse campo imaginário, podemos dizer em voz alta ou mentalmente tudo aquilo que gostaríamos de compartilhar—nossas saudades, as coisas que vivemos desde sua partida, as palavras que ficaram guardadas no peito. Esse diálogo não precisa ser longo; ele é uma forma de liberar o que está guardado, de deixar que as palavras fluam como uma brisa leve. Muitas vezes, essa prática traz consigo uma sensação de alívio, como se aquilo que estava preso em nosso interior pudesse finalmente encontrar um caminho para se expressar.

Após esse momento de conversa interna, é importante reservar alguns minutos de silêncio, apenas sentindo a presença e ouvindo o que possa surgir. Não se trata de esperar uma resposta audível, mas de se abrir para as sensações que chegam nesse espaço de calma. Pode ser uma imagem que aparece de forma espontânea, uma frase que vem à mente sem que saibamos de onde, ou até mesmo um simples sentimento de que estamos sendo ouvidos. Esse silêncio é um espaço de escuta profunda, onde a comunicação acontece em um nível que não é feito de palavras, mas de impressões que tocam o íntimo de cada um.

Para encerrar a meditação, é importante agradecer, tanto pela possibilidade de ter vivido aquele momento quanto pela presença sentida. Expressar gratidão é um gesto que ajuda a fortalecer a conexão, pois nos lembra de que cada tentativa de contato, cada prática de comunicação, é também uma forma de manter o amor e o respeito que sentimos por quem partiu. Agradecer é dizer ao universo que, independentemente de termos recebido uma resposta clara ou não, a intenção e o carinho de quem ficou continuam a vibrar, como uma melodia suave que se estende entre os mundos.

Essas práticas de meditação guiada são apenas um ponto de partida para aqueles que desejam explorar a comunicação espiritual de forma mais profunda. Elas não trazem garantias de encontros espetaculares, mas oferecem um espaço onde a mente e o coração podem se abrir para aquilo que muitas vezes é sentido de forma sutil. E, ao dedicar tempo e atenção a esses momentos, descobrimos que a comunicação espiritual é, acima de tudo, um ato de presença, de estar aberto para aquilo que o silêncio pode nos trazer, e de perceber que, mesmo na ausência física, há uma continuidade que se manifesta de maneira suave, como um sopro que nos toca a alma.

Aprofundar-se na prática da comunicação espiritual por meio de meditações guiadas é como aprender a percorrer um caminho que, inicialmente, se apresenta como uma trilha sutil entre o visível e o invisível. Cada prática, cada sessão de meditação, nos leva um pouco mais fundo, fortalecendo a conexão com o mundo espiritual e com aqueles que partiram. A preparação da mente e do coração, junto com um ambiente acolhedor, são elementos que criam um espaço seguro para que essa comunicação se desenvolva de forma natural. Neste capítulo, seguimos explorando técnicas que ajudam a construir essa ponte, oferecendo uma meditação completa, passo a passo, focada em criar um espaço interno onde as mensagens possam fluir com mais clareza.

A prática que se segue é estruturada em etapas, para que, mesmo aqueles que nunca meditaram, possam acompanhar cada fase e criar um ritual de conexão com seus entes queridos. Essa meditação é um convite para que a mente se aquiete, permitindo que a intuição tome a dianteira, e que o coração se abra para a possibilidade de sentir a presença de quem partiu de forma mais intensa. Para começar, é importante escolher um momento em que não haja pressa, em que o silêncio possa ser respeitado e a mente esteja disposta a mergulhar no invisível.

Preparação do Ambiente e do Corpo: Antes de iniciar, sente-se em um local confortável, onde o corpo possa relaxar sem a necessidade de se movimentar. Pode ser uma cadeira ou uma almofada no chão. Mantenha a coluna reta, como um símbolo de abertura e receptividade, mas sem criar tensões. Feche os olhos suavemente e comece a respirar profundamente, inspirando pelo nariz e expirando pela boca. Cada respiração é um convite para que o corpo libere as tensões acumuladas ao longo do dia, e para que a mente comece a desacelerar, como uma água que aos poucos deixa de ser agitada e se torna calma.

Acenda uma vela à sua frente, e, se desejar, coloque um objeto que simbolize o ente querido, como uma fotografia ou um objeto pessoal. A luz da vela será sua guia, um ponto de foco para a mente e um símbolo de que, naquele momento, o espaço entre os mundos está mais tênue. Imagine que a luz da vela não apenas ilumina o ambiente, mas também o seu interior, como se cada inspiração fizesse essa luz crescer dentro de você, criando um campo de energia brilhante e protetor.

Visualização do Caminho de Luz:

Com os olhos fechados, visualize um caminho de luz dourada à sua frente. Esse caminho é suave, feito de um brilho acolhedor, e ele se estende até um lugar onde você se sente em paz. Pode ser um jardim, uma praia ao entardecer, ou qualquer cenário que traga uma sensação de segurança e serenidade. Comece a caminhar mentalmente por esse caminho, sentindo o toque dos pés sobre essa luz. A cada passo, imagine que está se aproximando de um lugar onde a presença do ente querido pode ser sentida com mais intensidade. Não há pressa—apenas sinta cada passo, como se estivesse, aos poucos, se aproximando de um espaço sagrado.

Quando chegar ao final do caminho, visualize um banco ou uma pedra onde você possa se sentar. Sente-se nesse espaço mentalmente e sinta o ambiente ao seu redor. Perceba os detalhes—o som do vento, o aroma das flores, a textura do chão sob os seus pés. É nesse lugar que você vai abrir o seu coração e convidar a presença do ente querido para se juntar a você. Visualize que, aos poucos, uma forma se aproxima, e que essa forma vai ganhando contornos até se tornar a figura de quem partiu. Não force a imagem; apenas permita que ela surja de forma natural.

Estabelecendo a Conexão: Quando sentir que a presença do ente querido está ali, sinta a emoção que surge. Pode ser uma alegria serena, uma onda de saudade, ou até mesmo um alívio, como se um peso invisível estivesse sendo liberado. Este é o momento de se conectar com o que há de mais sincero em seu coração. Mentalmente ou em voz baixa, comece a falar com o ente querido. Diga aquilo que sente, compartilhe as palavras que ficaram presas, ou simplesmente aproveite o momento de silêncio compartilhado. A comunicação aqui não precisa de palavras perfeitas; o que importa é a intenção de abrir o coração e permitir que o outro sinta o que se passa em você.

Nesse diálogo interno, há espaço para perguntas também. Pergunte, se desejar, o que precisa ouvir, ou apenas deixe claro que está ali, disponível para qualquer sinal ou sensação que possa surgir. Lembre-se de que a resposta não precisa vir como uma voz ou uma visão, mas pode ser uma sensação de paz, uma imagem que aparece na mente, ou uma intuição que surge de forma inesperada.

Receptividade e Encerramento: Depois de conversar, permita que o silêncio tome conta. Imagine que o ente querido está ao seu lado, e que vocês compartilham esse momento de calma, como dois amigos que se sentam juntos sob um céu estrelado. Respire profundamente, e a cada inspiração, sinta a presença que está ao seu lado, como uma brisa suave que toca o rosto. Esse é o espaço onde as mensagens mais sutis podem ser recebidas—talvez uma imagem, uma palavra que surge sem explicação, ou apenas uma sensação de que você não está só.

Quando sentir que o momento está se encerrando, agradeça ao ente querido pela presença e pela oportunidade de se conectar. Visualize que a forma que estava ao seu lado começa a se distanciar lentamente pelo caminho de luz, mas que a sensação de proximidade permanece em seu coração. Sinta que, mesmo que a imagem se desfaça, a conexão que foi estabelecida continua vibrando dentro de você.

Abra os olhos lentamente, sentindo que retorna ao ambiente físico, mas carregando consigo uma paz que não estava presente antes. Agradeça mais uma vez, em voz alta ou mentalmente, por tudo o que foi vivido nesse encontro. E, se desejar, anote em um diário qualquer sensação, mensagem ou imagem que tenha surgido durante a meditação. Esse registro será uma forma de manter viva a experiência e de revisitar o que foi sentido sempre que a saudade apertar.

Reflexões Finais sobre a Meditação Guiada: A prática dessa meditação completa é um caminho que pode ser percorrido sempre que o desejo de se comunicar com o ente querido surgir. Ela nos ensina que, para ouvir o que vem do invisível, é preciso, antes de tudo, aquietar a mente e abrir o coração. A comunicação espiritual não é algo que se force, mas que se permite—um espaço de encontro onde a alma se expressa de forma autêntica, livre das limitações do tempo e da matéria.

Cada vez que realizamos essa prática, é como se aprofundássemos nossa capacidade de sentir o que está além do visível, de perceber que, mesmo na ausência, há um fio de luz que continua a nos ligar aos que amamos. E ao caminhar por esse fio, descobrimos que o amor que nutrimos por aqueles que partiram não se apaga, mas se transforma, encontrando formas de se expressar nas sutilezas do espírito.

Capítulo 14
Instrumentos Espirituais

Desde os tempos antigos, a humanidade recorreu a instrumentos espirituais para mediar a comunicação com o que está além do mundo visível. Esses objetos, que muitas vezes têm origens simples, foram transformados em ferramentas de conexão que ajudam a criar um ambiente propício para a introspecção e o contato com os entes queridos que já partiram. Não se trata de objetos mágicos, mas de elementos que carregam uma energia simbólica e que, quando usados com intenção, podem nos ajudar a sintonizar frequências mais sutis, abrindo caminhos para a percepção espiritual.

O uso de instrumentos espirituais, como sinos, tigelas tibetanas, cristais e incensos, traz consigo uma riqueza de significados e, ao mesmo tempo, uma simplicidade que nos ensina que a comunicação com o invisível pode ser acessada de forma direta, através da criação de um espaço de serenidade. Estes instrumentos nos lembram que, assim como a mente precisa de silêncio para ouvir, o ambiente também pode ser preparado para receber a sutileza das mensagens que vêm do outro lado.

Sinos e Tigelas Tibetanas: A Vibração do Som: Os sinos e as tigelas tibetanas são instrumentos que utilizam o poder do som para alterar o estado mental e criar uma atmosfera de calma e acolhimento. O som produzido por esses instrumentos não é apenas um ruído agradável; ele carrega uma vibração que, segundo muitas tradições, ajuda a limpar as energias do ambiente e a acalmar a mente, preparando-a para a introspecção. Quando um sino é tocado, seu som reverbera no ar, como ondas que atravessam o espaço e tocam os limites do que não pode ser visto.

Na prática de comunicação espiritual, tocar um sino suavemente no início de uma meditação ou antes de iniciar um ritual é uma forma de marcar a passagem para um momento sagrado, de indicar que aquele espaço agora está dedicado à conexão com o mundo espiritual. As vibrações do sino ou da tigela tibetana, ao serem percebidas pelo corpo, ajudam a desacelerar o ritmo dos pensamentos, criando um estado de receptividade. É como se, ao tocar o sino, estivéssemos dizendo ao universo que estamos prontos para ouvir.

As tigelas tibetanas, por sua vez, são conhecidas por produzirem um som contínuo e profundo que se assemelha ao de um mantra. Para utilizá-las, basta segurar a tigela e deslizar suavemente o bastão ao redor de sua borda, permitindo que o som se expanda e preencha o ambiente. Esse som contínuo é ideal para criar um ponto de foco durante as meditações, ajudando a mente a se concentrar na vibração e a deixar de lado as distrações. Ao se concentrar no som, é como se a mente pudesse viajar junto com a onda sonora, explorando espaços internos onde a presença dos entes queridos pode ser sentida com mais nitidez.

Os cristais são outra ferramenta poderosa na prática da comunicação espiritual. Considerados pela tradição espiritual como "presentes da Terra", os cristais carregam diferentes energias que podem ser usadas para diversos propósitos. Cada cristal tem suas características específicas e, ao escolher um para auxiliar no contato espiritual, é importante que ele ressoe com a intenção que se deseja manifestar.

A ametista, por exemplo, é amplamente utilizada para amplificar a intuição e facilitar a comunicação com planos mais sutis. É conhecida por acalmar a mente e criar um campo de proteção, sendo ideal para ser usada durante meditações que buscam um contato mais profundo com o mundo espiritual. Segurar uma ametista durante a meditação, ou colocá-la sobre o peito enquanto deitamos, é uma forma de alinhar a nossa energia com a vibração do cristal, permitindo que ele nos ajude a encontrar um estado de serenidade.

O quartzo transparente, por sua vez, é considerado um amplificador de intenções. Ele pode ser usado como um "veículo" para enviar uma mensagem ao ente querido. Segurando um quartzo entre as mãos, é possível mentalizar a mensagem que se deseja transmitir, visualizando que ela é absorvida pelo cristal, que depois é colocado sobre um altar ou em um local especial. A ideia é que o cristal funcione como um transmissor, levando a mensagem através de suas vibrações para além dos limites físicos.

O quartzo rosa, com sua energia de amor e compaixão, é especialmente recomendado para momentos em que se deseja transmitir sentimentos de carinho e consolo. Para quem deseja criar um ritual de conexão amorosa, pode-se segurar um quartzo rosa próximo ao coração, fechando os olhos e visualizando que todo o sentimento de amor que se tem pelo ente querido está sendo transmitido através da pedra, como um raio de luz que atravessa o tempo e o espaço.

A queima de incensos e ervas é uma prática presente em quase todas as culturas que valorizam a conexão com o mundo espiritual. O uso do incenso é uma forma de purificar o ambiente, elevando a frequência vibratória do espaço onde se deseja meditar ou realizar um ritual. O aroma que se espalha pelo ar cria uma atmosfera de acolhimento, ajudando a mente a se focar no presente e a deixar de lado as preocupações cotidianas.

Entre os incensos mais utilizados para a comunicação espiritual, destaca-se o de lavanda, que tem propriedades calmantes e ajuda a promover um estado de paz interior. A mirra, por outro lado, é tradicionalmente associada à abertura de canais espirituais, sendo ideal para aqueles momentos em que se deseja estabelecer um contato mais profundo. O incenso de sândalo também é recomendado, pois sua fragrância amadeirada ajuda a criar uma atmosfera de introspecção e de serenidade.

A queima de ervas, como a sálvia ou o palo santo, é uma prática de limpeza que pode ser realizada antes de iniciar qualquer ritual de comunicação. A fumaça dessas plantas é considerada sagrada, sendo utilizada para limpar o ambiente de energias estagnadas e preparar o espaço para que novas energias possam fluir livremente. Ao queimar uma folha de sálvia, por exemplo, pode-se caminhar pelo ambiente, permitindo que a fumaça se espalhe por cada canto, mentalizando que todas as cargas negativas estão sendo dissipadas e que o espaço agora está pronto para acolher o que é sagrado.

Todos esses instrumentos—sejam sinos, cristais, ou incensos—têm algo em comum: eles são ferramentas que amplificam a intenção de quem os utiliza. O que os torna eficazes não é apenas sua forma ou seu som, mas a maneira como são usados, a intenção que colocamos ao escolher cada um deles. Quando tocamos um sino, acendemos um incenso ou seguramos um cristal, é a nossa intenção que direciona a energia gerada por esses objetos, criando uma ponte entre o nosso mundo e o que está além.

É importante, portanto, que cada gesto seja feito com atenção e respeito, reconhecendo que a intenção que carregamos é o que realmente cria a conexão. Os instrumentos espirituais nos ajudam a focar, a lembrar que aquele momento é especial, que ali há um espaço de escuta e de diálogo com o invisível. Eles nos ensinam que a comunicação espiritual é também uma arte de presença, onde cada som, cada aroma, cada toque, se torna um meio de dizer ao universo que estamos prontos para ouvir, para sentir, e para nos conectar com o que está além.

Os instrumentos espirituais são como chaves que abrem portas para uma dimensão mais sutil, onde a conexão com os entes queridos que partiram pode ser fortalecida. Saber como utilizar cada um deles de maneira prática e intencional é essencial para criar um ambiente propício para essa comunicação. Neste capítulo, aprofundamos os métodos de uso dos instrumentos espirituais, detalhando rituais que envolvem a purificação com incensos, a escolha e a disposição de cristais, e as técnicas para potencializar intenções por meio de som e vibração. Cada prática é um convite para que o espaço físico se torne um espelho do espaço interno, refletindo serenidade e receptividade.

A purificação do ambiente com incensos e ervas é um dos rituais mais antigos e eficazes para criar uma atmosfera de paz e clareza. A prática de "defumação", como é conhecida em muitas culturas, consiste em queimar incensos ou plantas secas e permitir que sua fumaça se espalhe pelo ambiente, limpando energias acumuladas e preparando o espaço para momentos de introspecção.

Para realizar um ritual de purificação, comece escolhendo um incenso de acordo com a intenção que deseja fortalecer. O sândalo, com seu aroma amadeirado, é ideal para acalmar a mente e promover uma conexão espiritual profunda. A lavanda é suave e ajuda a criar um ambiente de paz, enquanto a mirra e o olíbano são mais focados em abrir canais espirituais e criar um campo de proteção ao redor.

Acenda o incenso e, com cuidado, leve-o por cada canto do ambiente, movendo-o em círculos suaves enquanto mentaliza que a fumaça está dissipando qualquer energia que não favoreça a conexão. Se preferir, pode acompanhar esse momento com uma oração ou uma frase que ressoe com a sua intenção, como "Que este espaço seja purificado e protegido, para que a comunicação com o mundo espiritual aconteça em paz e harmonia".

Caso esteja utilizando plantas como sálvia, alecrim ou palo santo, o processo é similar. Acenda a ponta da erva e, quando a chama se apagar, deixe que a fumaça se eleve, passando pelo ambiente ou ao redor de seu corpo. Esse ato de defumação é uma forma de trazer a natureza para dentro do ritual, criando um espaço que se assemelha a um santuário, onde a presença dos entes queridos é mais facilmente percebida.

Os cristais podem ser dispostos de maneira a formar um altar que não só serve como ponto de conexão com o ente querido, mas também como um canal para amplificar as intenções. Para criar um altar com cristais, comece escolhendo aqueles que ressoam com a energia que deseja cultivar. A ametista, com seu tom violeta profundo, é conhecida por elevar a mente e abrir o terceiro olho, o que facilita a percepção de mensagens sutis. Já o quartzo rosa é ideal para rituais de amor e saudade, ajudando a transmitir sentimentos de carinho e a suavizar a dor da ausência.

Colocar um quartzo transparente no centro do altar pode ajudar a amplificar as intenções que são direcionadas ali. Esse cristal age como um "foco de luz", e sua energia pode ser potencializada ao ser colocado sobre um papel onde esteja escrito o nome do ente querido e uma mensagem de intenção. Visualize que, ao colocar o cristal sobre a mensagem, ele está irradiando essa intenção para o universo, funcionando como uma lente que concentra o desejo de conexão.

Outro ritual poderoso é o de segurar o cristal entre as mãos durante a meditação, deixando que sua energia se misture com a sua própria. A cada inspiração, imagine que a luz do cristal está se expandindo, criando uma esfera de proteção ao redor. Essa prática ajuda a fortalecer o vínculo e cria um espaço onde as mensagens podem ser recebidas com mais clareza. Ao final da meditação, o cristal pode ser deixado no altar, como um símbolo de que a energia daquela conexão continua vibrando ali.

O som dos sinos e das tigelas tibetanas é um meio poderoso de elevar a vibração do ambiente e criar um campo de ressonância que favorece a comunicação espiritual. Para utilizar esses instrumentos de maneira prática, comece tocando suavemente um sino ao iniciar seu ritual, deixando que o som preencha o espaço ao seu redor. O toque do sino é como um chamado, um lembrete de que estamos abrindo uma porta para uma experiência sagrada. Cada vibração que ecoa pelo ar é uma forma de sintonizar sua mente com frequências mais altas, limpando os pensamentos e trazendo a mente para o presente.

As tigelas tibetanas, em especial, são utilizadas para criar uma meditação profunda através de seu som contínuo. Para utilizar a tigela, coloque-a na palma de sua mão e use o bastão de madeira para tocar a borda, girando-o ao redor até que um som suave e constante comece a se formar. Esse som pode ser utilizado como um ponto de foco, permitindo que a mente se concentre nele e deixe de lado os pensamentos dispersos. Enquanto o som vibra, visualize que cada onda sonora está levando sua intenção para além do espaço físico, como se estivesse criando um caminho entre você e o ente querido.

Se desejar, pode utilizar as tigelas em conjunto com a visualização de uma luz que se expande a partir do som. Imagine que cada vibração que ecoa pela sala é como uma onda de luz dourada que preenche o espaço, criando um campo de proteção e clareza. Essa prática não só ajuda a preparar o ambiente, mas também a criar um estado mental onde as mensagens podem ser percebidas com mais facilidade, como se o som tivesse a capacidade de afinar nossa percepção.

Cada prática de comunicação espiritual pode se beneficiar de diferentes instrumentos, e a escolha de qual utilizar em cada momento depende da intenção que se deseja manifestar. Para momentos em que buscamos conforto e consolo, o quartzo rosa, combinado com um incenso de lavanda, pode criar um ambiente de acolhimento. Se o objetivo é ampliar a percepção e abrir os sentidos para receber sinais, a ametista e as tigelas tibetanas podem ser as mais indicadas, ajudando a mente a se expandir e a captar as mensagens sutis que chegam.

A prática de comunicação espiritual é, antes de tudo, uma jornada de autoconhecimento e de abertura para o mistério do invisível. Ao utilizar esses instrumentos, nos damos a oportunidade de criar um ambiente que ressoe com as energias que queremos atrair, seja a paz de uma despedida, seja a alegria de sentir a presença de quem partiu. E, ao escolher cada elemento com atenção e carinho, reconhecemos que a comunicação com os entes queridos não se dá apenas pelo que sentimos, mas também pelo que oferecemos—nos sons que ecoam, nas fragrâncias que se espalham, nas luzes que acendemos.

Esses gestos nos ensinam que, mesmo na saudade, há beleza em cultivar a conexão, em encontrar maneiras de manter viva a chama do amor que persiste entre os mundos. Os instrumentos espirituais, em suas formas simples, tornam-se veículos dessa mensagem, nos lembrando de que há sempre um caminho para o coração, que, por mais sutil que seja, pode ser percorrido com a luz de uma vela, o som de um sino, e a certeza de que o amor é a ponte que nunca se apaga.

Capítulo 15
O Sinal de Resposta

Quando buscamos uma conexão com os entes queridos que partiram, muitas vezes nos deparamos com momentos em que o desejo de receber uma resposta do outro lado é profundo. Há um anseio por sentir que, de alguma forma, nossas mensagens foram ouvidas, e que o amor que enviamos através de rituais, pensamentos e orações encontrou um caminho para tocar quem não está mais fisicamente presente. É nesse contexto que o conceito de sincronicidade surge como um possível sinal de resposta do mundo espiritual. A sincronicidade não é uma coincidência qualquer, mas um evento carregado de significado, como se o universo encontrasse uma maneira de nos dizer que nossas mensagens não foram ignoradas.

O termo "sincronicidade" foi cunhado pelo psiquiatra Carl Jung para descrever eventos que parecem estar conectados por um significado, mesmo que não haja uma explicação causal direta entre eles. Quando aplicado ao campo da comunicação espiritual, a sincronicidade pode se manifestar de várias formas, como a repetição de números, o aparecimento de símbolos específicos, ou até mesmo acontecimentos que trazem à tona uma memória ou um sentimento relacionado ao ente querido. É como se o mundo espiritual usasse esses pequenos eventos para acenar de volta, para nos dizer que, de alguma forma, ainda há uma presença viva entrelaçada à nossa jornada.

Um dos sinais mais comuns de sincronicidade são os números repetidos. Muitas pessoas relatam que, após a partida de um ente querido, começam a perceber certos padrões numéricos em relógios, placas de carros, ou mesmo em situações cotidianas. Números como 11:11, 222, ou 444 aparecem de maneira recorrente, criando uma sensação de que há algo mais profundo por trás dessas repetições. Para quem está em busca de uma resposta espiritual, esses números podem ser interpretados como um sinal de que a presença do ente querido ainda se faz sentir, como se ele estivesse usando esses números para chamar nossa atenção, dizendo que está por perto, mesmo que de forma invisível.

Outro exemplo clássico de sincronicidade é o aparecimento de animais ou símbolos naturais que, de alguma maneira, remetem à pessoa que partiu. Pode ser uma borboleta que pousa em um momento de meditação, um pássaro que canta de forma especial em uma manhã solitária, ou até mesmo um arco-íris que surge inesperadamente em um dia difícil. Esses momentos são marcados por uma sensação de encantamento, como se a natureza tivesse conspirado para criar um gesto de consolo, uma lembrança de que há algo além do que os olhos podem ver. A borboleta, por exemplo, é frequentemente associada à transformação e à continuidade da alma, sendo vista como um mensageiro do mundo espiritual, que nos visita para trazer um sopro de esperança.

As sincronicidades também podem se manifestar através de objetos que de repente reaparecem em nossa vida, carregando memórias específicas. Um exemplo seria encontrar uma foto antiga em um livro que não era aberto há anos, ou um objeto pessoal do ente querido que surge inesperadamente em uma gaveta esquecida. Esses reencontros materiais com algo que simboliza o passado podem ser interpretados como formas de reconectar com a energia de quem partiu, como se o objeto surgisse para nos lembrar de que a presença amorosa daquele que amamos ainda está entrelaçada às nossas vidas.

A chave para perceber e interpretar essas sincronicidades está em desenvolver um olhar atento e um coração aberto. Nem sempre elas surgem de forma espetacular; às vezes, são os pequenos detalhes que fazem toda a diferença. Pode ser uma música que toca no rádio justamente quando estamos pensando em alguém, ou uma frase que lemos em um livro e que parece responder exatamente àquilo que estávamos sentindo. Esses momentos, embora sutis, possuem uma profundidade emocional que transcende a explicação lógica, e nos fazem sentir que há uma conversa acontecendo entre o visível e o invisível, ainda que em uma linguagem que não podemos controlar.

Para muitos, a experiência da sincronicidade é como uma confirmação silenciosa de que os entes queridos estão bem, de que continuam nos acompanhando de alguma forma, mesmo que não possamos vê-los. Esse tipo de sinal é mais sentido do que compreendido, como uma brisa leve que toca o rosto e nos faz sentir que, apesar da dor e da saudade, não estamos completamente sozinhos. As sincronicidades se tornam um fio invisível que nos liga àqueles que partiram, um lembrete de que o amor que foi vivido não se perde, mas encontra maneiras de se manifestar nos detalhes do cotidiano.

Ao perceber esses sinais, é importante acolhê-los com gratidão, em vez de tentar explicá-los de forma lógica. Reconhecer uma sincronicidade é como aceitar um presente inesperado, algo que nos é oferecido sem que precisemos compreender todos os seus mistérios. Isso não significa buscar sinais em todos os lugares ou forçar significados em tudo, mas sim manter uma atitude de abertura, permitindo que aquilo que tem significado para o nosso coração se revele no tempo certo.

Para aqueles que desejam se abrir para as sincronicidades, um exercício simples é manter um diário onde possam anotar os acontecimentos que despertam essa sensação de ligação especial. Registrar cada número repetido, cada encontro inesperado, cada símbolo que toca o coração, é uma forma de reconhecer o valor desses momentos e de perceber, com o passar do tempo, como eles se entrelaçam à narrativa da vida. Esse diário não é apenas um registro de eventos, mas um espaço de diálogo com o universo, onde cada página escrita é um eco da conexão que se mantém viva.

O importante é lembrar que a sincronicidade não é uma resposta objetiva ou uma prova definitiva, mas um sussurro que chega ao coração. Cada vez que nos deparamos com um desses sinais, é como se o mundo espiritual nos dissesse que há algo além da separação, que o amor que uniu duas almas permanece vibrando, encontrando formas de nos tocar mesmo nos momentos mais inesperados. E ao reconhecer esses sinais, nos permitimos viver o luto de uma forma mais leve, encontrando consolo nos mistérios que a vida e a morte trazem consigo.

Identificar e interpretar sincronicidades é um processo que vai além do simples ato de observar os sinais ao nosso redor. É uma prática de entrega, de escuta e de conexão com a intuição, que nos ajuda a reconhecer os momentos em que o universo parece sussurrar em resposta ao nosso coração. À medida que aprendemos a perceber esses sinais, ganhamos uma nova compreensão sobre como os entes queridos podem encontrar maneiras de se comunicar conosco. Mas, para que essas mensagens sutis possam ser realmente compreendidas, é necessário cultivar a paciência, a abertura e, acima de tudo, a confiança no processo.

A identificação de sincronicidades começa com o desenvolvimento de uma percepção sensível, um olhar que consegue enxergar além do habitual. A repetição de números, por exemplo, como 11:11 ou 333, pode ser interpretada como uma mensagem que nos convida a estar mais presentes no momento, a refletir sobre o que sentimos e a nos abrir para a possibilidade de um contato espiritual. Quando vemos esses números de forma recorrente, não é apenas o padrão que nos chama atenção, mas sim a sensação que ele desperta em nós. É como se o mundo ao nosso redor estivesse criando uma ponte de diálogo, convidando-nos a refletir sobre o que estamos vivendo naquele instante.

Para aprofundar esse processo de identificação, um exercício útil é reservar alguns minutos após cada percepção de sincronicidade para meditar sobre ela. Feche os olhos, respire profundamente e pergunte a si mesmo: "O que estou sentindo ao perceber esse sinal? O que essa repetição, esse símbolo ou esse evento desperta em mim?" Não espere respostas imediatas, mas permita que a intuição fale através de sensações, imagens ou memórias que possam surgir. Muitas vezes, as respostas vêm na forma de sentimentos de conforto, de um alívio inexplicável, ou até mesmo de uma clareza que antes parecia distante.

Além dos números, os sonhos também podem ser um terreno fértil para as sincronicidades. Quando sonhamos com um ente querido, especialmente em um momento de grande saudade ou busca por respostas, esses sonhos podem ser considerados mensagens carregadas de um significado mais profundo. Nem sempre o sonho será uma conversa direta; ele pode ser uma cena, um lugar especial, ou um gesto simbólico que traz uma sensação de presença e de cuidado. Anotar esses sonhos em um diário logo ao acordar é uma forma de respeitar essa comunicação e de permitir que, com o tempo, os padrões se revelem de maneira mais clara.

Outra prática poderosa para reconhecer e interpretar sincronicidades é a criação de um "diário de sinais". Neste diário, anote cada experiência que parecer carregada de um sentido especial: a borboleta que apareceu inesperadamente, o pássaro que cantou em um momento de silêncio, ou aquela frase que surgiu em um livro ou em uma conversa e que parecia responder diretamente aos seus pensamentos. Ao registrar essas experiências, você cria um mapa simbólico que, ao longo do tempo, pode revelar um padrão ou uma mensagem maior. O diário de sinais se torna um companheiro na jornada de busca por respostas, ajudando a lembrar que, mesmo na ausência, há algo que continua a nos conectar ao invisível.

Com o tempo, esse registro pode revelar padrões que antes passavam despercebidos, como a recorrência de um certo animal, planta, ou evento em momentos de maior fragilidade emocional. Pode ser que você perceba que certas sincronicidades surgem sempre em dias específicos, como aniversários ou datas de partida do ente querido, como se eles estivessem marcando presença para lembrar que não estamos sozinhos em nossa jornada de luto. Ao refletir sobre esses padrões, você começa a encontrar um sentido que vai além da simples casualidade, como se houvesse um diálogo sendo construído entre você e o que está além.

Um aspecto importante desse processo é a confiança na própria intuição. A intuição é o canal que nos permite sentir a ressonância entre os sinais e as nossas emoções. Se algo parece um sinal, se desperta uma sensação de reconhecimento, mesmo que a razão não possa explicar, então vale a pena acolher essa experiência. Nem todos os sinais precisam ser compreendidos de imediato; alguns são sementes plantadas no coração, que desabrocham com o tempo. E essa confiança nos leva a uma aceitação maior de que a comunicação espiritual acontece em uma linguagem que nem sempre é verbal, mas que se faz presente nas entrelinhas da vida.

A prática de interpretar sincronicidades também envolve aceitar que nem todos os eventos possuem um significado oculto. Às vezes, a vida é apenas a vida, e não há mensagens escondidas em cada detalhe. Mas, ao manter o coração aberto para o que toca de forma especial, aprendemos a discernir quando algo fala diretamente à alma. É uma dança entre a sensibilidade e a sabedoria, entre o acolhimento dos sinais e o entendimento de que o mundo espiritual nos fala de forma única, mas sem a necessidade de respostas prontas ou exatas.

Para aqueles que se sentem confortáveis em integrar elementos simbólicos em seu cotidiano, há também a possibilidade de criar rituais simples de observação dos sinais. Um desses rituais é acender uma vela ao final do dia e, em seu brilho suave, refletir sobre os acontecimentos que se destacaram. Pergunte a si mesmo: "Houve algum momento hoje que me fez sentir que estava sendo ouvido pelo universo? Alguma sincronicidade que trouxe uma sensação de paz ou de presença?" A vela torna-se um ponto de foco para essa introspecção, e sua chama pode ser vista como um elo entre o que vivemos e o que intuímos.

Outro exercício é, ao caminhar na natureza, procurar por símbolos que toquem o coração. Pode ser uma folha que se destaca no caminho, uma pedra que chama a atenção, ou até mesmo o som do vento entre as árvores. A natureza é, muitas vezes, um espelho do que sentimos e do que buscamos, e ao abrir-se para seus sinais, podemos encontrar respostas que não surgiriam de outra forma. Ao trazer essas práticas para a rotina, criamos um espaço onde as respostas podem surgir de maneira mais espontânea, sem a ansiedade de tentar controlar o que será revelado.

Por fim, é importante lembrar que a busca por sinais não deve substituir o processo natural do luto e da aceitação. A comunicação espiritual, através de sincronicidades, é um conforto, mas não uma resposta definitiva à dor da perda. É uma forma de manter um vínculo, de sentir que há um eco do amor que vivemos, mas também de aprender a caminhar com mais leveza, sabendo que, em algum lugar, esse amor continua a reverberar. E cada sincronicidade, cada sinal que aparece como uma resposta, é uma lembrança de que o vínculo entre duas almas não se rompe com a morte, mas se transforma em algo que vai além do tempo e do espaço, encontrando formas de tocar o coração nas sutilezas da vida cotidiana.

Capítulo 16
O Poder das Palavras

As palavras têm uma força que vai além de seu som ou significado literal. Quando falamos ou escrevemos, estamos não apenas comunicando ideias, mas também manifestando sentimentos, energias e intenções. No contexto da comunicação espiritual, as palavras se tornam veículos poderosos para transmitir nossas mensagens aos entes queridos que partiram, atravessando a barreira do visível para alcançar os reinos sutis. Escrever uma carta, um bilhete ou simplesmente falar em voz alta para alguém que já não está fisicamente presente pode parecer um gesto simples, mas carrega uma profundidade que ecoa em dimensões além da nossa compreensão.

O ato de escrever é, em si, um ritual. Ao colocar no papel o que sentimos, estamos criando uma ponte entre o mundo interno e o externo, transformando emoções e pensamentos em algo tangível. Escrever uma carta para um ente querido é uma forma de dar voz ao que está guardado em nosso coração, permitindo que as palavras expressem aquilo que, por vezes, é difícil de comunicar de outra maneira. Cada linha escrita é uma forma de trazer à superfície memórias, saudades, arrependimentos e, sobretudo, o amor que permanece como um elo entre as almas.

Para aqueles que desejam iniciar essa prática, é importante encontrar um momento de tranquilidade, um espaço onde a mente possa se aquietar e os sentimentos possam fluir livremente. Antes de começar a escrever, respire profundamente algumas vezes, permitindo que o corpo e a mente se alinhem com a intenção de se comunicar. Segure uma caneta em suas mãos, sinta seu peso, e permita que ela se torne um canal para aquilo que deseja dizer. Pode ser útil imaginar que a caneta é uma extensão de seu coração, e que, a cada palavra escrita, você está transmitindo uma parte de sua essência para o papel.

No início, talvez seja difícil encontrar as palavras certas. A saudade, a dor e até mesmo a incerteza sobre como essa mensagem será recebida podem criar um nó na garganta e no peito. Mas não se preocupe com a perfeição das palavras; deixe que elas venham como precisam, mesmo que pareçam desordenadas ou confusas. Escrever para um ente querido é um diálogo íntimo e pessoal, onde o mais importante é a autenticidade do que está sendo expresso. Se surgirem lágrimas, permita que elas acompanhem as palavras; são parte da purificação emocional que esse processo proporciona.

As cartas para os entes queridos podem ter diferentes propósitos. Algumas são uma expressão de amor e saudade, onde relembramos os momentos vividos juntos e falamos sobre a falta que a pessoa faz em nossa vida. Outras são um pedido de perdão, uma forma de resolver o que ficou inacabado e de encontrar paz no coração. Também há aquelas que contêm agradecimentos, um reconhecimento das lições aprendidas e da presença que, de alguma forma, ainda continua a nos inspirar. Independentemente do propósito, todas elas têm em comum o desejo de estabelecer um contato, de manter viva a chama da conexão que transcende o tempo e o espaço.

Depois de escrever a carta, há muitas formas de lidar com ela, cada uma carregando seu próprio simbolismo. Algumas pessoas preferem guardar as cartas em um local especial, como uma caixa ou um altar, onde podem ser revisitadas em momentos de saudade. Outras optam por queimá-las, transformando as palavras em fumaça que se eleva para o céu, como se o fogo pudesse levar a mensagem para além do mundo material. A escolha entre guardar ou queimar a carta depende do que o coração deseja; ambas as práticas são válidas, pois carregam a intenção de enviar ao universo aquilo que foi escrito.

Falar em voz alta para um ente querido é outra maneira poderosa de usar as palavras para se comunicar. Diferente da escrita, que tem a permanência do papel, a fala é efêmera, mas não menos significativa. Reservar um momento para conversar em voz alta com quem partiu, como se estivesse presente ao nosso lado, é uma forma de criar um espaço de escuta entre os mundos. Pode ser feito em um local tranquilo da casa, ao lado de uma fotografia, ou durante um passeio em um lugar que tenha significado especial para ambos.

Ao falar, não há necessidade de formalidade ou cerimônias complexas. O importante é permitir que as palavras fluam com naturalidade, como se fosse uma conversa que continua além da separação física. Pode ser um desabafo, um relato de como tem sido a vida desde a partida, ou apenas um simples "eu sinto sua falta". Falar em voz alta é uma forma de reconhecer a continuidade do laço, de reafirmar que, mesmo que os olhos não possam ver, o coração ainda sente e se conecta.

Essas práticas de comunicação verbal ou escrita não são apenas formas de enviar mensagens, mas também de liberar as emoções que carregamos. Muitas vezes, a dor da saudade se acumula como uma energia estagnada, e as palavras—seja ditas ou escritas—se tornam o canal para que essa energia encontre um caminho de saída. É como abrir uma janela em um quarto fechado, permitindo que o ar circule e que a leveza possa entrar. E ao fazer isso, descobrimos que a dor se transforma, que a saudade se torna mais suportável, e que, mesmo em meio à tristeza, há uma sensação de presença e de paz que nos envolve.

As palavras, quando carregadas de intenção, têm o poder de atravessar os véus que separam os mundos. Elas se tornam uma forma de presença, uma forma de criar um espaço onde o ente querido pode ser sentido de forma mais próxima. E, mais do que isso, elas são um lembrete de que, mesmo diante da ausência, ainda somos capazes de amar, de sentir e de expressar o que há de mais verdadeiro em nosso coração.

Cada palavra é um fio que tecemos, um fio que une dois mundos, criando uma teia de amor que se estende para além do que podemos compreender. E ao escrever ou falar para quem já não está fisicamente presente, redescobrimos que o amor nunca é uma força perdida, mas uma energia que encontra formas de se manifestar, de tocar o outro, mesmo que seja em silêncio. Assim, as palavras se tornam nossas aliadas na jornada do luto, nos ajudando a criar uma ponte entre o que vivemos e o que permanece eterno em nossa alma.

O uso das palavras na comunicação espiritual pode ir além do simples ato de escrever ou falar. É possível transformar esses gestos em verdadeiros rituais, em práticas que carregam um profundo simbolismo e que ajudam a ancorar nossas intenções em algo mais concreto. A escrita e a fala, quando acompanhadas de gestos simbólicos e de uma intenção clara, tornam-se um meio poderoso de enviar energia positiva e carinho aos entes queridos que partiram. E, ao fazê-lo, podemos sentir que as palavras não se perdem no vazio, mas encontram um caminho, um destino, onde ressoam de forma sutil, levando a essência de nossos sentimentos.

Um dos rituais mais conhecidos para esse fim é o de escrever uma carta e queimá-la em uma chama de vela. Esse gesto carrega consigo uma simbologia profunda, pois o fogo é visto como um elemento de transformação e purificação. Ao queimar uma carta, as palavras que antes estavam presas ao papel se transformam em fumaça e cinzas, elevando-se ao ar como se fossem levadas pelo vento. Esse ato pode ser realizado em um momento de solitude, onde a chama da vela é acesa com respeito e cuidado, e a carta é lida em voz alta, como se cada palavra fosse uma despedida, um sopro de esperança, uma mensagem que se despede do mundo físico para alcançar os reinos sutis.

Para realizar esse ritual, escolha uma vela que represente algo especial para você, como a cor branca, símbolo de paz e pureza, ou a cor azul, associada à serenidade e à harmonia espiritual. Acenda a vela em um ambiente tranquilo e seguro, onde possa estar em silêncio e refletir sobre o que deseja expressar. Após ler a carta, aproxime-a suavemente da chama, permitindo que o fogo consuma o papel aos poucos. Enquanto a carta queima, visualize que cada palavra se transforma em luz, elevando-se para encontrar o ente querido, levando consigo o carinho, a saudade, e a paz que deseja transmitir. A fumaça, que sobe e se dissipa no ar, é como um mensageiro que leva consigo aquilo que não podemos mais dizer pessoalmente.

Outra prática ritualística que pode ser feita com as palavras é a de enterrá-las em um local significativo. Esse ato tem uma relação simbólica com a ideia de semear, de plantar uma intenção que, mesmo invisível, continua a crescer e a nutrir-se no solo. Escreva uma carta ou um bilhete contendo suas palavras de amor, gratidão ou despedida e coloque-a em um pequeno recipiente ou envolva-a em um tecido natural, como algodão ou linho. Escolha um local que tenha um significado especial para você e para o ente querido—pode ser o jardim de casa, um local onde ambos gostavam de caminhar, ou até mesmo perto de uma árvore que simbolize a força e a continuidade da vida.

Ao enterrar a carta, faça uma pequena oração ou mentalize seus sentimentos, agradecendo pela oportunidade de ter vivido momentos ao lado daquele que partiu. Imagine que a carta se torna uma semente, e que, ao ser acolhida pela terra, sua mensagem continua a vibrar, tornando-se parte da natureza que nos cerca. Esse ato de enterrar as palavras é também uma forma de entregar o que sentimos ao ciclo natural da vida, de reconhecer que a morte e a vida são parte de um mesmo processo de transformação. E ao deixar que a terra acolha nossas palavras, permitimos que elas sigam seu curso, aceitando que nem sempre controlamos o destino das mensagens que enviamos, mas confiando que o amor encontrará seu caminho.

Esses rituais de escrita e de entrega são, acima de tudo, formas de transformar o luto em ação, de dar um significado tangível aos sentimentos que, muitas vezes, nos sufocam em sua intensidade. Eles nos ajudam a liberar o que está preso, a transformar a dor em um gesto de amor que continua a pulsar, mesmo que em uma nova forma. E ao realizar esses gestos, criamos um espaço onde o sagrado pode se manifestar, onde o cotidiano se transforma em uma porta para o invisível, onde o espiritual e o material se encontram por um breve instante.

Para aqueles que preferem manter as palavras como um tesouro mais íntimo, há a possibilidade de criar um caderno de memórias e cartas. Esse caderno se torna um diário de conversas com o ente querido, onde cada página é uma continuação do diálogo que a morte não conseguiu interromper. Nele, pode-se escrever não apenas as saudades, mas também as pequenas vitórias, os momentos do dia a dia que gostaríamos de compartilhar, como um segredo sussurrado ao vento. Esse caderno não precisa ser visto por mais ninguém; é um espaço privado, um refúgio onde as palavras são guardadas com carinho, como se fossem pétalas de uma flor que escolhemos preservar.

O caderno de memórias pode ser também um lugar onde registramos os sinais e sincronicidades que percebemos, criando uma teia de pequenas histórias que nos lembram de que a presença daqueles que amamos ainda se faz sentir. A cada anotação, reforçamos o laço que nos une, cultivando a certeza de que, apesar da separação física, há um campo de conexão que se mantém vivo e vibrante.

Outra forma de transformar as palavras em rituais é dedicar um tempo para ler em voz alta aquilo que foi escrito. Em um ambiente calmo, pode-se abrir o caderno de cartas ou bilhetes e ler algumas das mensagens, como se fossem um diálogo que se reabre. A leitura em voz alta, mesmo que solitária, possui uma força que ressoa no ambiente, como se estivéssemos chamando de volta a presença daquele que partiu, mesmo que por um instante. Pode ser feito ao lado de uma vela acesa, ou em um local da casa que traga boas lembranças, criando um momento de conexão que, embora breve, carrega um sentido profundo.

Esses gestos, simples mas significativos, nos ensinam que as palavras são uma forma de transitar entre o visível e o invisível. Elas são, ao mesmo tempo, um alívio para o coração e um canal de expressão para a alma. E ao transformá-las em rituais, damos a elas um lugar de destaque, um papel sagrado em nossa jornada de cura. Não há garantias de que cada mensagem será recebida da forma que desejamos, mas há a certeza de que, ao enviar amor e boas intenções, estamos nos transformando, nos fortalecendo e mantendo viva a chama da lembrança.

    As palavras, quando transformadas em rituais, nos convidam a celebrar a presença de quem partiu de uma forma nova, onde cada gesto é um ato de respeito e amor. E ao realizar esses rituais, aprendemos que a verdadeira força das palavras está em sua capacidade de nos conectar ao que há de mais essencial em nós mesmos, ao que nos faz humanos e nos mantém ligados ao que é eterno. Assim, cada carta que se transforma em fumaça, cada bilhete que se torna parte da terra, cada palavra que ecoa no silêncio, nos lembra que, mesmo diante do mistério da morte, há uma beleza em saber que o amor nunca deixa de encontrar caminhos para se expressar.

Capítulo 17
Cânticos e Mantras

A vibração do som tem o poder de tocar dimensões que estão além da compreensão racional. Quando falamos de comunicação espiritual, os cânticos e mantras são ferramentas que se destacam, pois carregam em suas vibrações a capacidade de elevar a mente, abrir o coração e criar um ambiente propício para a conexão com o invisível. O som, através de sua frequência, torna-se um veículo que nos transporta a estados mais profundos de consciência, ajudando-nos a nos sintonizar com a energia daqueles que partiram e a manter vivo o vínculo de amor e lembrança.

Cânticos são utilizados em diversas tradições espirituais ao redor do mundo, sendo uma forma de celebrar, de honrar e de buscar um estado de comunhão com o sagrado. Diferente das palavras comuns, os cânticos possuem uma musicalidade que ressoa diretamente em nosso ser, despertando emoções e lembranças que muitas vezes estavam adormecidas. Ao entoar um cântico, nossa voz se torna um instrumento que vibra no ar e na alma, como se estivéssemos criando ondas que ecoam além do tempo e do espaço. Não importa se a voz é afinada ou forte; o que realmente importa é a intenção que se coloca em cada nota, em cada sílaba pronunciada.

Para aqueles que desejam utilizar os cânticos como forma de se conectar com os entes queridos, é importante começar com um momento de silêncio e de introspecção. Sente-se em um lugar tranquilo, feche os olhos e respire profundamente algumas vezes, sentindo o ar preencher seu corpo e depois se esvair suavemente.

A cada respiração, imagine que a mente se acalma e que o coração se abre para a presença do ente querido. É nesse estado de serenidade que os cânticos podem ser entoados, como um chamado ao que é mais sutil, ao que vive além da matéria.

Escolher um cântico que tenha um significado especial é um passo importante. Pode ser uma melodia que traz boas lembranças, uma música que ambos costumavam ouvir juntos, ou até mesmo um cântico tradicional que remete à espiritualidade e ao consolo. Se não houver uma melodia específica em mente, é possível simplesmente deixar que a voz se expresse de maneira livre, criando sons que parecem surgir do coração, como se fossem um sussurro da alma. Essa liberdade de expressão vocal também é uma forma de deixar que o espírito se manifeste através de cada nota, transformando a prática em uma experiência única e pessoal.

Além dos cânticos, os mantras são outra ferramenta poderosa para elevar a vibração e criar um campo energético propício à comunicação espiritual. A palavra "mantra" vem do sânscrito e pode ser traduzida como "instrumento da mente". Um mantra é uma repetição de sons, palavras ou frases que têm o poder de acalmar a mente e de sintonizar a consciência com frequências mais elevadas. Ao entoar um mantra, estamos, na verdade, criando um ritmo interno que nos ajuda a entrar em sintonia com uma energia específica, que pode ser de paz, de proteção, de amor ou de cura.

Um dos mantras mais conhecidos é o "Om", considerado o som primordial, o som que contém a vibração do universo. Entoar o "Om" é como abrir uma porta para a essência de tudo o que existe, permitindo que nossa mente se sintonize com a vibração do cosmos. Ao pronunciar "Om", imagine que o som se expande como um círculo de luz, envolvendo você e o ambiente ao seu redor, criando um campo de serenidade onde a presença do ente querido pode ser mais facilmente sentida. Esse mantra é simples, mas seu poder reside na repetição, na forma como a sua vibração ressoa em nosso corpo e em nossa alma.

Outro mantra que pode ser usado é o "So Ham", que significa "Eu sou isso" ou "Eu sou o que é". Esse mantra nos ajuda a nos lembrar de nossa unidade com o universo, a compreender que não estamos separados do todo, nem mesmo daqueles que partiram. Ao entoar "So Ham", sinta que a respiração acompanha o ritmo das palavras: ao inspirar, pense em "So"; ao expirar, pense em "Ham". Essa prática cria uma harmonia entre a respiração, o corpo e a mente, permitindo que o espírito se acalme e se abra para o que o invisível tem a dizer.

Os cânticos e mantras podem ser integrados a outros elementos dos rituais de comunicação espiritual, como a queima de velas, o uso de incensos ou a criação de um espaço sagrado com fotografias e objetos do ente querido. Ao unir esses elementos, criamos um ambiente onde cada detalhe convida à presença e ao consolo. O som, a luz e o aroma se combinam para criar uma atmosfera que nos transporta para um estado de conexão mais profundo, onde as palavras e os sentimentos são sentidos de maneira mais intensa e verdadeira.

Para quem está começando a utilizar cânticos e mantras, é importante lembrar que não há uma forma certa ou errada de praticar. A espiritualidade é um caminho pessoal, onde cada um encontra seu próprio ritmo e forma de se expressar. O que realmente importa é a autenticidade com que nos dedicamos ao momento, a disposição para abrir o coração e para ouvir o que vem do silêncio entre cada som. E, ao longo dessa prática, descobrimos que o que parecia distante se torna mais próximo, que a separação se dissolve nas ondas do som, e que o espírito se torna mais sensível ao que é eterno.

Aqueles que preferem não entoar cânticos ou mantras em voz alta podem optar por simplesmente escutá-los, permitindo que a música preencha o ambiente. Existem gravações de mantras tradicionais que podem ser tocadas durante momentos de meditação, e sua repetição cria um campo vibracional que eleva a energia do espaço. Ouvir um mantra com atenção, respirando profundamente, é uma forma de se permitir ser envolvido por sua energia, como se o som fosse um abraço invisível que traz conforto e serenidade.

Cânticos e mantras são, em última instância, expressões da alma, gestos de fé que nos lembram de que, mesmo diante do mistério da morte, ainda há algo que permanece vivo em nosso coração. Ao utilizá-los em nossa prática de comunicação espiritual, aprendemos que o som pode ser uma ponte entre os mundos, que as vibrações que emitimos com nossa voz têm o poder de tocar aquilo que está além de nosso alcance. E, ao deixar que esses sons ressoem em nós, nos tornamos parte de um movimento maior, de uma dança cósmica onde vida e morte se entrelaçam, onde o que foi dito e o que foi sentido se encontram em harmonia.

O poder dos cânticos e mantras é, portanto, uma lembrança de que, mesmo quando as palavras comuns falham, ainda podemos nos expressar através do som, através daquilo que vibra em nosso ser mais profundo. E, ao entoar cada nota, cada sílaba, nos tornamos um pouco mais próximos do que buscamos, um pouco mais próximos daqueles que nos acompanham desde o invisível, como uma melodia que jamais se apaga, que continua a ecoar, mesmo no silêncio.

Ao explorar mais profundamente o uso de cânticos e mantras como uma forma de comunicação espiritual, percebemos que cada tradição carrega suas próprias formas de entoar sons sagrados. Esses cânticos têm o poder de elevar a frequência vibracional de um ambiente, criando um espaço propício para a conexão com os entes queridos. A prática de entoar mantras ou cânticos específicos nos ajuda a mergulhar em estados de serenidade e presença, permitindo que a mente se desligue do cotidiano e que o espírito se abra ao que está além do visível.

Um dos mantras que pode ser particularmente significativo nesse contexto é o Gayatri Mantra, uma antiga invocação védica que busca a iluminação e o despertar espiritual. Suas palavras são uma prece por clareza e compreensão, algo que, em momentos de luto e de busca por respostas, pode trazer uma sensação de paz e entendimento. Entoar o Gayatri Mantra ou escutá-lo em momentos de meditação pode criar um campo de harmonia e calma, um espaço onde a mente pode descansar e o coração pode se abrir para receber as sutis respostas que buscamos.

Outro exemplo de mantra que é amplamente utilizado para elevar a energia espiritual é o Om Mani Padme Hum, da tradição tibetana. Esse mantra é considerado uma chave para a compaixão e a sabedoria, ajudando a purificar o coração e a mente. Ao repetir cada sílaba—"Om Ma-ni Pad-me Hum"—podemos imaginar que cada som vibra em nosso corpo como ondas que se expandem, dissolvendo as barreiras que nos impedem de sentir a presença daqueles que amamos. Visualize que cada repetição do mantra cria uma ponte de luz, que liga o seu coração ao do ente querido, um elo que atravessa as dimensões e traz consolo.

Para aqueles que desejam uma abordagem mais personalizada, criar um cântico ou mantra próprio pode ser uma experiência profundamente libertadora. Não é necessário que tenha uma estrutura formal; basta que as palavras escolhidas ressoem com aquilo que se deseja expressar. Pode ser um simples "eu te amo", repetido como uma oração, ou um nome querido entoado suavemente, como se fosse uma melodia. O ato de criar um mantra pessoal é uma forma de colocar sua própria assinatura vibracional na prática, uma maneira de trazer para a conexão algo que é unicamente seu.

Esse mantra pessoal pode ser entoado em momentos de introspecção ou durante um ritual mais elaborado. Pode ser repetido ao amanhecer, quando o mundo desperta e a luz da manhã traz renovação, ou ao anoitecer, quando a escuridão convida ao recolhimento e à meditação. Esses momentos de transição, onde o dia encontra a noite e o sol encontra a lua, são vistos por muitas tradições como momentos onde o véu entre os mundos é mais fino, e a repetição de mantras pode ser ainda mais eficaz para criar uma ponte de comunicação.

Uma prática interessante é a de utilizar cristais para amplificar a energia dos cânticos e mantras. Cristais como o quartzo rosa, que é associado ao amor e à cura emocional, ou a ametista, que é conhecida por sua conexão com a espiritualidade, podem ser segurados nas mãos enquanto o mantra é entoado. Imagine que o cristal age como um amplificador, potencializando a vibração de cada palavra e ajudando a direcionar a energia para onde ela é mais necessária. Depois de entoar o mantra, o cristal pode ser deixado sobre um altar ou ao lado de uma fotografia do ente querido, carregando a intenção e a energia do ritual.

Além dos cristais, a utilização de tigelas tibetanas ou de sinos pode complementar a prática dos cânticos e mantras. Esses instrumentos produzem sons harmônicos que ajudam a limpar o ambiente e a sintonizar a mente em frequências mais elevadas. Passar um sino suavemente ao redor do espaço onde o mantra é entoado, ou tocar uma tigela tibetana no início e no fim da prática, cria um ciclo de som que envolve e sustenta a energia do momento. A vibração sonora se espalha pelo ambiente como círculos na água, criando uma atmosfera onde é mais fácil sentir a sutileza da presença espiritual.

Para integrar a prática dos cânticos e mantras à rotina, é útil criar um pequeno espaço em casa dedicado a essa prática. Pode ser um canto tranquilo, onde velas e incensos são acesos, e onde objetos que evocam a presença do ente querido podem ser dispostos. A criação desse espaço sagrado ajuda a preparar a mente e o espírito para o momento de introspecção, fazendo com que cada vez que nos sentemos ali, o corpo e a mente já estejam prontos para se abrir à experiência. A repetição diária do mantra, mesmo que por apenas alguns minutos, faz com que a energia desse lugar se torne um ponto de luz, um refúgio para quando o coração precisar de conforto.

Os cânticos e mantras também podem ser entoados em grupo, se isso fizer sentido para quem está passando pelo luto. Reunir-se com amigos ou familiares que compartilham da mesma intenção e entoar mantras em conjunto é uma forma de fortalecer os laços e de criar um campo energético ainda mais potente. O som de várias vozes unidas em uma mesma frequência tem um poder transformador, como se cada voz fosse uma chama que, ao se juntar às outras, acende uma fogueira que ilumina e aquece.

Esses momentos compartilhados podem ser particularmente significativos em datas importantes, como aniversários, ou em ocasiões onde a saudade é mais forte.

Para quem prefere uma prática mais introspectiva, os mantras podem ser repetidos mentalmente, em um processo de meditação silenciosa. Isso é especialmente útil para aqueles que encontram consolo no silêncio e que sentem que as palavras, mesmo que não sejam ditas em voz alta, ainda carregam consigo a energia da intenção. Repetir o mantra em silêncio é como ouvir um eco dentro de si, um som que reverbera em cada célula, criando um estado de paz que nos faz sentir mais próximos daqueles que partiram.

Ao aprofundar-se nos cânticos e mantras, percebemos que eles não são apenas palavras ou sons, mas verdadeiras vibrações que tocam o espírito. E ao utilizar essas práticas para se comunicar com os entes queridos, descobrimos que o som pode ser um canal de cura, uma forma de encontrar alívio e conforto em momentos de tristeza. Cada nota, cada sílaba, cada vibração é como uma pedra lançada em um lago calmo, cujas ondas se espalham suavemente, tocando lugares que nossos olhos não podem ver.

No fim, cânticos e mantras nos ensinam que há uma linguagem que vai além das palavras comuns, uma linguagem que se expressa através da ressonância do som e da energia do coração. E ao praticá-los, encontramos uma maneira de manter viva a memória daqueles que amamos, de sentir que, mesmo diante da ausência, ainda há algo que vibra em nós, que nos conecta ao que é eterno. O som, então, se torna não apenas uma expressão de saudade, mas um testemunho do amor que continua a ecoar, mesmo nas profundezas do silêncio.

Capítulo 18
O Desapego

O luto é um oceano de sentimentos que, por vezes, parece impossível de atravessar. As ondas de saudade e tristeza podem nos submergir, trazendo à tona memórias que doem, mas que também são parte do nosso amor por aqueles que já partiram. No entanto, quando buscamos manter um contato espiritual com quem já não está entre nós, existe um elemento essencial que precisa ser compreendido: o desapego.

Esse conceito pode ser mal compreendido, visto como uma espécie de indiferença ou negação do que se sente. Mas na verdade, o desapego está profundamente relacionado à aceitação. É entender que, embora o laço de amor permaneça, a forma como esse amor se manifesta agora é diferente, não mais no plano físico, mas através da energia, das lembranças e das sutis manifestações que se fazem presentes de formas inesperadas. Desapegar não significa esquecer, mas sim permitir que o ente querido siga seu caminho, enquanto nós seguimos o nosso, cada qual em seu plano de existência.

Desapegar é aceitar que, mesmo com a presença dos sinais e das sensações de proximidade, há um processo natural de distanciamento entre os mundos. Esse distanciamento é necessário para que os ciclos se completem, para que tanto os que partiram quanto os que ficam possam continuar sua jornada. Mas aceitar essa separação não precisa ser doloroso; pode ser visto como um reconhecimento da sabedoria do universo, da impermanência que rege toda a vida. Assim, o desapego torna-se uma forma de honrar o ente querido, ao respeitar o caminho que ele agora trilha em sua nova forma de existência.

Muitas vezes, o apego excessivo é o que torna mais difícil a comunicação espiritual, pois ele cria uma resistência, uma carga emocional que dificulta a fluidez da energia. O coração que se apega à dor, à saudade crua e às perguntas sem resposta, pode se fechar ao que está além dos sentidos físicos. E quando o coração está fechado, o espírito se agita, dificultando a percepção dos sinais sutis que vêm do outro lado. O desapego, então, é também um ato de abrir as portas do coração, de confiar que a ligação amorosa não depende da matéria, e que ela pode continuar viva em uma outra frequência.

Mas como desapegar sem sentir que se está, de alguma forma, traindo a memória daquele que partiu? Esse é um dos maiores desafios de quem busca a paz no luto. A resposta reside em cultivar um tipo de desapego que é compassivo consigo mesmo, que reconhece que sentir a dor é parte do processo, mas que a dor não precisa ser carregada para sempre. Desapegar é permitir que o amor se transforme, que ele se torne uma força leve, que nos acompanha sem nos prender ao passado. É como uma borboleta que sai de seu casulo: a lembrança continua ali, mas agora ela tem a liberdade de voar, de fluir em novas direções.

Uma prática que pode ajudar nesse processo de desapego é o ato de escrever uma carta de liberação ao ente querido. Nessa carta, podemos expressar tudo o que sentimos, incluindo as dificuldades em aceitar a separação, os medos e os anseios. Escrever é um ato de desabafo, de colocar no papel aquilo que, muitas vezes, fica preso em nossa mente e em nosso coração. Após escrever, a carta pode ser queimada em um ritual simples, permitindo que a fumaça leve com ela essas emoções, transformando-as em uma nova forma de energia. Esse ritual de queima é um símbolo do processo de liberação, de deixar ir aquilo que nos prende e de permitir que o amor continue, agora mais leve e mais livre.

Outra forma de trabalhar o desapego é através de práticas de meditação que nos ajudem a sentir a transitoriedade das coisas, como o ciclo da respiração. Inspire profundamente, imaginando que está acolhendo todas as memórias e sentimentos que envolvem a presença do ente querido. E ao expirar, visualize que está soltando, aos poucos, a necessidade de controle, a tentativa de segurar aquilo que já se transformou. Imagine que cada expiração é como uma onda que retorna ao mar, levando consigo os anseios e os medos. Esse exercício simples, quando repetido com intenção, nos ajuda a perceber que a vida é como a respiração: um ciclo constante de chegada e partida, de retenção e soltura.

O desapego também pode ser cultivado ao conectar-se com a natureza, que é uma grande mestra da impermanência. Observe uma árvore em mudança, as folhas que caem no outono para dar lugar às novas folhas na primavera. Ouça o som de um rio, que nunca é o mesmo, e que segue seu curso, mesmo que as pedras tentem atrasar seu fluxo. A natureza nos lembra, a cada instante, que nada permanece como era, mas que isso não é motivo de sofrimento, e sim de renovação. Da mesma forma, ao aceitar que o ente querido segue agora outro caminho, nos abrimos para novos ciclos de cura, para novas formas de amor e de presença.

Nesse processo, podemos perceber que o desapego não apaga as memórias, não destrói o vínculo, mas apenas transforma a forma como nos relacionamos com ele. Ao desapegar, permitimos que o ente querido se manifeste de maneira mais sutil e livre, sem as amarras de nossa própria dor. E, em resposta, nos tornamos mais sensíveis às suas visitas, aos pequenos sinais que surgem no dia a dia, às sincronicidades que parecem sussurrar que eles ainda estão por perto, de um modo diferente, mas ainda assim, presente.

Desapegar é, sobretudo, confiar na sabedoria da vida e da morte, no ciclo eterno que faz com que tudo encontre seu lugar. E ao trilhar esse caminho, encontramos uma paz silenciosa, uma aceitação que nos ensina que o amor não morre com o corpo, mas apenas se transforma, como a luz do sol que se reflete na água e cria novas cores. Essa luz, que agora brilha em outra forma, continua a nos guiar, a nos inspirar, e a nos lembrar que a essência do que é verdadeiro jamais se apaga.

O desapego, então, é a chave para abrir um espaço interno onde a presença do ente querido possa ser sentida de uma forma mais suave, onde o amor possa fluir sem as barreiras da dor e da resistência. É um convite para que ambos—quem partiu e quem ficou—sigam suas jornadas com um coração mais leve, sabendo que, apesar das distâncias, a ligação que os une é feita de algo que transcende o tempo e o espaço. E assim, ao desapegar, encontramos a liberdade para amar de uma nova maneira, e para sentir que, na quietude do coração, ainda há um lugar onde nos encontramos, onde o amor continua a pulsar, como uma chama que nunca se apaga.

O processo de desapego, quando vivido de forma compassiva, torna-se uma fonte de força interior. Ao aprofundar a prática do desapego, é importante cultivar rituais que ajudem a liberar as emoções que ainda nos prendem ao passado e que dificultam nossa conexão com o presente. Esses rituais não são sobre apagar lembranças, mas sobre permitir que essas memórias encontrem um lugar de paz dentro de nós, sem a necessidade de segurar aquilo que já se foi.

Uma prática poderosa para cultivar o desapego é a meditação de soltura. Essa meditação envolve imaginar que estamos segurando um fio invisível que nos conecta ao ente querido, cheio de emoções, saudades e, às vezes, de dor. Visualize esse fio com carinho, reconhecendo que ele representa o vínculo que existiu e ainda existe de outra forma. Em seguida, imagine que, aos poucos, esse fio começa a ser suavemente solto, não para cortar a conexão, mas para permitir que ela se torne mais leve, como uma brisa que sopra entre os dedos. À medida que o fio se afasta, sinta como a pressão no peito alivia, e uma sensação de liberdade toma o seu lugar. Esse exercício pode ser repetido diariamente, e com o tempo, perceberá que a dor se transforma em uma lembrança doce, que não pesa tanto quanto antes.

Um outro ritual que pode ser realizado é o de criar um "jarro da gratidão e liberação". Escolha um recipiente bonito e dedique um momento do dia para escrever pequenos bilhetes de agradecimento ao ente querido. Nesses bilhetes, registre o que aprendeu com ele, os momentos felizes que compartilharam, e também os desejos que gostaria de liberar—como o desejo de que ele esteja em paz, de que siga seu caminho no mundo espiritual sem preocupações. Dobre cada bilhete e coloque no jarro, como uma oferenda de gratidão e de desapego. Com o passar dos dias, o jarro vai se enchendo, e ao final de um período, como um ciclo de lua cheia ou uma estação do ano, esses bilhetes podem ser queimados em um ritual simples, liberando as palavras ao vento, como se fossem sussurros que se dissipam e se transformam em energia pura.

A prática do desapego não precisa ser solitária. Ela pode ser partilhada em rituais coletivos de despedida, onde familiares e amigos se reúnem para contar histórias, acender velas e relembrar o ente querido de maneira leve. Essas reuniões não são apenas momentos de despedida, mas também de celebração da vida que foi vivida e do amor que continua a existir de forma transformada. Criar um círculo de apoio ao redor desses rituais nos lembra que, apesar da dor, somos sustentados por laços que nos fortalecem, permitindo que a experiência de desapegar se torne um processo menos árido e mais acolhedor.

Além dos rituais, é importante cultivar uma rotina de autocuidado que ajude a manter o coração leve durante esse processo. O desapego, muitas vezes, exige um esforço consciente para redirecionar a mente e o espírito para o presente. Práticas como caminhar ao ar livre, tomar banhos com ervas relaxantes, e reservar tempo para hobbies que trazem alegria podem ser formas de reconectar-se com a vida ao redor. Cada ato de cuidado consigo mesmo é uma forma de reafirmar que, embora a saudade esteja presente, há uma vida que continua a pulsar, cheia de possibilidades de renovação.

Ao mesmo tempo, é essencial respeitar os próprios ritmos e aceitar que o desapego não é uma linha reta, mas uma estrada cheia de curvas e pausas. Haverá dias em que a saudade será mais intensa, e outros em que o coração estará mais leve. Haverá momentos de choro inesperado, e outros de risos ao lembrar de histórias compartilhadas. O processo de desapego é, antes de tudo, um ato de gentileza consigo mesmo, de saber que cada passo dado é válido, e que a cura não tem pressa, mas segue um tempo que é único para cada um.

À medida que a prática do desapego vai se consolidando, percebemos que ele nos abre para novas formas de conexão. Com o coração menos preso à dor, nos tornamos mais receptivos às manifestações sutis dos entes queridos, como aquela brisa inesperada que toca o rosto, a melodia que toca no rádio em um momento significativo, ou o sonho que nos faz acordar com uma sensação de paz. Essas experiências mostram que o amor continua, mesmo que agora em um formato mais leve, menos preso às necessidades do corpo físico e mais livre para fluir entre os mundos.

Para aqueles que buscam uma prática mais específica, o ritual da "vela da soltura" pode ser um belo caminho. Escolha uma vela de cor clara, como branca ou azul, que simbolize a tranquilidade e a leveza. Em uma noite tranquila, acenda essa vela e sente-se em silêncio diante dela. Visualize que a chama representa todas as emoções que você deseja soltar, como uma luz que as purifica. Enquanto a vela queima, fale em voz baixa ou em pensamento as palavras que deseja dizer ao ente querido, reconhecendo que, ao final da chama, você estará um pouco mais pronto para deixar ir o que antes parecia impossível de ser solto. Quando a vela terminar de queimar, deixe que a cera se solidifique e depois enterre em um jardim ou próximo a uma árvore, devolvendo esse gesto de soltura à terra, em um ciclo natural de transformação.

O desapego, quando visto por essa perspectiva, é uma forma de permitir que o amor flua de um jeito novo, mais suave e libertador. Ele é como o vento que não podemos segurar nas mãos, mas que sentimos em cada respiração, em cada momento de conexão com a natureza e com a vida que continua. É um convite para perceber que o ente querido, de alguma forma, se torna parte desse vento, da brisa que passa, do sol que aquece, da noite que se faz silêncio.

Aceitar que a presença do ente querido agora se manifesta em novas formas é um ato de coragem, mas também de grande ternura. É abrir espaço para que a saudade se transforme em uma presença serena, para que o coração se expanda e para que a vida reencontre seu curso natural. E nesse fluxo, descobrimos que a dor não é um fim, mas um caminho que nos leva a um lugar onde podemos reencontrar a paz. Ao final, o desapego nos ensina que a verdadeira presença é aquela que não precisa mais de palavras ou de formas, mas que se faz sentir no espaço vazio que se preenche de luz.

E assim, a jornada de desapego se torna uma jornada de libertação, tanto para quem parte quanto para quem fica. Ela nos lembra que, no silêncio dos corações que aprendem a soltar, ainda há um espaço sagrado onde o amor continua a pulsar, onde a memória se transforma em inspiração, e onde a vida e a morte encontram um equilíbrio suave, dançando juntas como a maré que vai e que vem, sem jamais se separar verdadeiramente.

Capítulo 19
Lugares Sagrados: Portais de Comunicação

Ao longo dos tempos, diversas culturas identificaram locais onde a comunicação com o mundo espiritual parece mais acessível, onde a sensação de proximidade com o que é invisível é quase palpável. Esses lugares sagrados, presentes em montanhas, rios, florestas antigas e até mesmo em construções criadas pelas mãos humanas, carregam uma energia particular, que parece dissolver o véu entre os mundos e permitir que a presença dos que já partiram seja sentida de forma mais intensa.

Visitar esses lugares é como mergulhar em um estado de meditação natural. As vibrações ali presentes, seja pelo fluxo constante de um rio ou pelo silêncio imponente de uma montanha, são capazes de aquietar os pensamentos e expandir a sensibilidade espiritual. Há uma frequência diferente que pulsa nesses locais, uma harmonia que nos lembra de que o universo é composto de forças que vão além do que os olhos podem ver. E ao nos abrirmos a essa energia, percebemos que a comunicação com os entes queridos se torna mais fluida, como se suas vozes pudessem se misturar ao som do vento ou ao murmúrio das águas.

Para muitas tradições, os lugares sagrados são considerados portais, passagens onde as energias se entrelaçam, e onde a memória dos que já se foram encontra uma nova forma de expressão. Nas montanhas, por exemplo, há uma crença de que sua altura as torna mais próximas do céu, simbolizando uma ligação entre a Terra e o divino. Já as margens de rios e lagos são vistas como lugares de fluxo e transição, onde a água, em seu constante movimento, representa a jornada da vida para a morte e a passagem para outras dimensões.

Existem locais que, desde tempos imemoriais, são visitados por aqueles que buscam contato com o espiritual. Os Andes, para os povos indígenas da América do Sul, são considerados o coração espiritual da Terra, um lugar onde os ancestrais caminham ao lado dos vivos, oferecendo sabedoria em cada pedra e trilha. Na Ásia, montanhas como o Monte Fuji no Japão são reverenciadas por sua espiritualidade, locais onde os espíritos dos antepassados são honrados, e onde aqueles que partiram parecem se aproximar dos que ainda caminham sob o sol.

Mas não é preciso viajar para terras distantes para encontrar um lugar sagrado. Cada pessoa pode descobrir o seu próprio espaço de conexão, que pode ser tão simples quanto um bosque próximo de casa, uma praia deserta onde o som das ondas acalma a mente, ou até mesmo um jardim silencioso onde a paz é cultivada entre as plantas. Esses locais, escolhidos pela afinidade que sentimos por eles, tornam-se pequenos portais, onde podemos nos sentir mais próximos de quem amamos e que agora habita outra dimensão.

A energia desses lugares não se restringe apenas ao que é visível. Muitos deles carregam histórias de devoção, de rituais realizados ao longo dos séculos, como antigas catedrais, templos de pedra ou grutas onde a natureza moldou altares. Cada oração, cada pensamento enviado ao céu desde esses pontos, vai se acumulando em camadas de energia sutil, criando um campo onde o espiritual pode ser mais facilmente percebido. Assim, ao adentrarmos esses lugares, é como se atravessássemos um portal para um tempo e espaço diferentes, onde a comunicação com o que é invisível se torna mais natural.

Para quem busca um lugar sagrado para a prática de envio de mensagens aos entes queridos, o primeiro passo é deixar que a intuição guie essa escolha. Ao visitar um local e sentir uma calma especial, um tipo de conforto que parece abraçar o coração, é possível que ali esteja um ponto de conexão especial. Uma vez identificado esse lugar, criar um pequeno ritual de visitação pode ajudar a fortalecer o laço espiritual que ali se forma. Isso pode ser algo tão simples quanto levar uma vela ou uma flor, ou recitar em voz baixa as palavras que gostaria de enviar ao ente querido. É importante que o gesto seja sincero, feito com a intenção de abertura e respeito, permitindo que a energia do lugar faça seu papel de intermediária entre os mundos.

A conexão com esses lugares também pode ser cultivada através da contemplação silenciosa. Sentar-se junto a uma árvore antiga, sentindo suas raízes que se aprofundam na terra, pode ser uma forma de sentir a sabedoria acumulada daquele lugar. Ou ainda, deixar que a brisa que sopra de um campo aberto traga a sensação de que as respostas vêm no vento, como sussurros de uma outra realidade. Esses são momentos em que a presença espiritual pode ser sentida de maneira mais nítida, quase como se o ar ao redor se tornasse mais leve, carregado de uma vibração que nos envolve.

Para muitos, esses lugares tornam-se verdadeiros refúgios espirituais, onde a alma encontra consolo. E há algo de reconfortante em saber que existem pontos no mundo que parecem guardar um pouco da presença daqueles que amamos. Lugares onde os limites entre os planos se esvaem, e onde a energia do amor, mesmo após a morte, pode ser percebida em toda sua pureza. Ao visitar um desses lugares, é como se nos reconectássemos não apenas com os nossos entes queridos, mas com uma verdade maior, que nos lembra de que a vida é um ciclo sem fim, e de que, no silêncio do sagrado, sempre há um espaço onde podemos encontrar aqueles que nos precederam.

Assim, a jornada em busca dos lugares sagrados torna-se uma jornada de autoconhecimento e de aprofundamento da conexão espiritual. É um caminho que nos leva a perceber que o mundo ao nosso redor está repleto de sinais, e que a Terra, em sua generosidade, oferece pontos de descanso e de contato com o que está além. E nesses momentos, ao perceber a vastidão do céu, a força das montanhas, ou a suavidade de um riacho, é possível sentir que nossos entes queridos continuam presentes, que eles caminham ao nosso lado em espírito, guiando nossos passos com a mesma ternura de antes, agora em uma linguagem que o coração é capaz de entender.

Há uma magia peculiar em descobrir e cultivar um espaço sagrado pessoal. Esses locais se tornam pontos de encontro entre os que permanecem e os que partiram, carregando uma energia única, capaz de facilitar a comunicação espiritual. Cada um de nós tem o poder de encontrar, entre os lugares que frequenta ou descobre ao longo de sua jornada, um refúgio especial onde o coração se abre e a mente se aquieta, permitindo que as palavras e sentimentos destinados aos entes queridos encontrem um caminho até eles.

Escolher um lugar sagrado é, antes de tudo, um ato de conexão com a natureza e com as próprias emoções. Pode ser um lugar cercado de árvores antigas que testemunharam incontáveis ciclos de vida e morte, uma pedra à beira do rio que tem a mesma tranquilidade das águas que correm incessantemente, ou um campo de flores que renasce a cada primavera. O importante é que esse local ressoe com algo profundo dentro de nós, despertando um sentido de paz e familiaridade, como se as árvores e as rochas ali fossem guardiãs de um conhecimento antigo.

Uma vez escolhido, esse espaço pode ser transformado em um altar natural, onde a presença do ente querido é lembrada e celebrada. Colocar ali pequenos objetos que remetam às memórias compartilhadas — uma foto, uma flor que ele ou ela gostava, ou mesmo uma pedra que tenha sido encontrada em uma caminhada juntos — é uma forma de materializar o elo que persiste. Esses elementos, dispostos com cuidado, não são apenas símbolos, mas pontes que ligam o mundo físico ao espiritual, criando um ambiente onde a comunicação pode se dar de forma mais espontânea e intuitiva.

Realizar práticas de conexão nesses locais é um caminho para fortalecer a percepção espiritual e criar um ritmo de comunicação com os entes queridos. Uma prática poderosa é sentar-se em silêncio, sentir a terra sob os pés, o vento tocando o rosto, e respirar profundamente, como se o ar carregasse consigo as mensagens e lembranças que desejamos compartilhar. Cada respiração se torna uma forma de enviar e receber energias, como se os pensamentos e sentimentos pudessem fluir para além das palavras.

Outra sugestão de prática é o uso da visualização, integrando o poder do lugar sagrado com a força do pensamento. Feche os olhos e imagine que esse espaço é envolvido por uma luz suave, que se expande e cria um campo de proteção ao redor. Dentro desse campo, visualize um caminho que se abre, como um portal que se conecta ao mundo espiritual. Nesse momento, imagine que o ente querido surge ao longe, caminhando em sua direção, como se ambos estivessem se reencontrando em um lugar onde o tempo não existe. Deixe que as palavras, ou simplesmente as emoções, fluam livremente nesse encontro, sem a necessidade de respostas imediatas. Às vezes, a presença sentida no coração é mais valiosa do que qualquer diálogo.

Para aqueles que preferem práticas mais ativas, caminhar por trilhas em um ambiente natural, recitando mentalmente as lembranças de momentos felizes vividos com o ente querido, pode ser uma forma de criar um rito de passagem. Cada passo se torna uma homenagem, cada respiração, um sussurro que atravessa as barreiras invisíveis. Ao final da caminhada, escolher um ponto onde possa se sentar e observar o horizonte, as árvores ao redor ou as ondas do mar, é uma maneira de se permitir sentir a presença sutil que permeia o ambiente.

Há também a prática de criar um círculo de pedras em torno do local escolhido, usando-as para marcar o espaço como um território de reverência e comunicação. As pedras são símbolos de permanência, de algo que resiste ao tempo e às mudanças. Ao formar um círculo, estamos simbolicamente criando um espaço seguro, onde a energia é mantida em harmonia. Dentro desse círculo, podem ser realizadas meditações, orações ou apenas momentos de silêncio profundo. Cada pedra que se coloca ali carrega um desejo, uma intenção de que o ente querido esteja em paz, e de que nossa comunicação seja recebida como um sopro de amor que atravessa os planos.

Para quem busca um lugar sagrado que se ajuste ao cotidiano, um canto especial no próprio lar também pode cumprir esse papel. Pode ser uma janela voltada para o nascer do sol, onde todas as manhãs se pode saudar o novo dia e enviar um pensamento carinhoso ao ente querido. Ou um cantinho no jardim, onde uma pequena vela é acesa todas as noites, como um farol que orienta os pensamentos e sentimentos que desejamos que cheguem até eles. A chave para transformar esses espaços é a constância e a intenção. Quanto mais nos aproximamos deles, mais eles se tornam carregados de significados e memórias, ganhando uma vida própria que parece vibrar em sintonia com o mundo espiritual.

É importante lembrar que o verdadeiro poder de um lugar sagrado reside naquilo que levamos em nosso coração. Os rituais, as práticas e as intenções são formas de dar forma ao que sentimos, mas o mais importante é a sinceridade com que nos colocamos diante desse mistério. Os lugares sagrados são portais, mas são os nossos sentimentos que os ativam. Quando nos permitimos sentir, sem pressa e sem expectativas rígidas, a comunicação com os entes queridos se torna mais leve, mais próxima de uma conversa silenciosa que flui como o rio, que dança como as folhas ao vento.

Esses lugares, que podem ser tão diversos quanto a própria natureza, são testemunhas silenciosas da nossa busca por conexão. Eles nos lembram de que, por mais que a distância entre os mundos pareça grande, há sempre um ponto onde eles se encontram, onde podemos sentir que o amor persiste, sem limitações de tempo ou espaço. São esses refúgios que nos amparam, nos momentos de saudade e nos momentos de esperança, e que nos convidam a voltar, sempre que precisarmos de um lugar onde a alma possa repousar, na certeza de que a comunicação com quem partiu ainda é possível, e que essa presença espiritual continua a nos guiar.

Assim, cultivar um lugar sagrado é cultivar um espaço dentro de nós, onde a dor e a saudade se transformam em serenidade, onde a memória se faz viva e a conexão com o invisível se torna uma dança entre o aqui e o além. E nesse caminho, descobrimos que os lugares sagrados não apenas nos aproximam de quem já se foi, mas também nos relembram da sacralidade que permeia toda a vida, nos mostrando que, mesmo na ausência, há uma presença que nunca nos deixa, que nos acompanha como uma brisa suave, como uma canção ao cair da tarde.

Capítulo 20
Rituais de Água e Fogo

Entre os elementos que compõem a natureza, a água e o fogo têm um poder especial quando se trata de comunicação com o mundo espiritual. Ambos carregam em si o símbolo da transformação e da passagem entre os estados da matéria, sendo considerados, desde tempos antigos, veículos para enviar mensagens ao além, purificar energias e criar um espaço de conexão mais profundo com o invisível. Quando usados com a intenção clara de estabelecer um elo com entes queridos que partiram, tornam-se verdadeiros canais para que as palavras e os sentimentos possam ser entregues ao universo.

A água, em sua fluidez e suavidade, carrega em si a memória do fluxo contínuo da vida. Sua natureza receptiva e adaptável a torna um espelho para as emoções e um meio potente para transportar nossos pensamentos aos entes que já não habitam o mundo físico. Em muitas culturas, rios, lagos e mares são considerados portais, lugares onde as águas guardam as histórias daqueles que vieram antes de nós. A água possui a habilidade de transmutar e purificar, levando consigo as nossas mensagens e permitindo que as palavras ditas sejam entregues às correntes invisíveis que percorrem o cosmos.

Um ritual simples, mas profundo, é escrever uma carta ao ente querido em um pedaço de papel biodegradável, onde as palavras e sentimentos que desejamos transmitir possam ser escritos de forma clara e sincera. Ao chegar à margem de um rio ou de um lago tranquilo, a carta é deixada sobre a superfície da água, permitindo que ela siga o curso do fluxo natural. Enquanto observa a mensagem se afastar, é importante concentrar-se no desejo de que aquelas palavras cheguem ao seu destino, confiando que a corrente da água levará a mensagem para além da barreira que separa os mundos. O movimento da água, carregando as palavras, torna-se uma metáfora para a jornada das nossas emoções, que se libertam e encontram paz no processo de entrega.

Outro ritual poderoso envolve o uso de uma tigela com água pura, que pode ser realizada em casa, criando um espaço sagrado e silencioso. Diante da tigela, com uma vela acesa ao lado, é possível falar em voz baixa o que se deseja comunicar ao ente querido, deixando que cada palavra seja refletida na superfície da água. Depois, as mãos são mergulhadas na água, como um gesto de entrega, sentindo a frescura que simboliza o toque da presença espiritual. A água, nesse momento, torna-se um espelho entre os mundos, e a sensação de leveza nas mãos é um lembrete de que a comunicação não precisa de palavras para ser sentida. Ao final do ritual, a água pode ser devolvida à terra, regando uma planta ou sendo derramada em um jardim, como um gesto de devolução à natureza.

O fogo, por sua vez, é símbolo de transformação imediata, de energia e de renovação. Desde tempos ancestrais, acender uma chama foi considerado um ato de invocação, de chamada ao que está além do alcance dos olhos, pois a luz e o calor do fogo são capazes de atravessar as sombras e criar uma passagem para o mundo espiritual. A chama de uma vela é um portal entre o visível e o invisível, e quando acendemos uma vela em intenção a alguém que amamos e que já se foi, estamos criando um foco de luz que pode guiar nossos pensamentos e intenções até o coração desse ente querido.

Um ritual simples que envolve o fogo é escrever uma breve mensagem, ou mesmo apenas o nome do ente querido, em um pequeno pedaço de papel. Depois, em um ambiente seguro, como um altar caseiro ou ao ar livre, a mensagem é queimada na chama de uma vela, observando enquanto o papel se transforma em cinzas e a fumaça se eleva ao ar. Enquanto o fogo consome a mensagem, visualiza-se que as palavras são transformadas em luz e calor, que se espalham e atravessam as barreiras do mundo material, levando consigo os sentimentos de carinho e saudade.

O ato de acender uma vela em momentos especiais, como aniversários de nascimento ou falecimento, também se torna uma forma de manter a presença do ente querido viva entre nós. A chama tremulante da vela, que dança com a brisa, é uma metáfora para a própria vida, que continua a se mover, mesmo após a partida. Sentar-se em frente à chama e observar seu movimento, permitindo que a mente se acalme e os pensamentos encontrem um ritmo suave, pode abrir espaço para que mensagens intuitivas sejam percebidas, como se o próprio calor do fogo trouxesse uma resposta silenciosa do além.

Além disso, rituais ao pôr do sol, envolvendo tanto a água quanto o fogo, carregam uma simbologia ainda mais rica, pois é nesse momento de transição, quando o dia cede lugar à noite, que os mundos se aproximam. Imaginar que cada gota de água que toca o solo ou cada faísca que se desprende da chama leva consigo um pensamento, uma lembrança, ou até mesmo um pedido de paz, nos ajuda a perceber que as energias que nos conectam aos que já se foram são tão reais quanto o vento que toca a pele ou o calor que sentimos ao lado de uma fogueira.

Esses rituais de água e fogo não precisam ser complexos para serem significativos. O que importa é a intenção pura que os acompanha. Na verdade, quanto mais simples, mais próximo eles ficam do coração. É o ato de colocar amor em cada gesto, em cada palavra murmurada, que cria a ponte necessária para que o que sentimos chegue ao mundo espiritual. Esses elementos, em sua pureza, nos lembram que a vida e a morte fazem parte de um mesmo ciclo, e que a comunicação com aqueles que amamos não termina com a partida, mas apenas se transforma, encontrando novos caminhos para se expressar.

Assim, ao se conectar com a água e o fogo, estamos também nos conectando com a força vital que flui através de tudo o que existe. Eles são guardiões de um conhecimento profundo, que nos ensina que, mesmo na ausência física, há uma presença que pode ser sentida, uma mensagem que pode ser enviada, e uma chama de amor que nunca se apaga. E cada vez que nos reunimos em silêncio ao lado de uma vela ou à beira de um rio, nos lembramos de que, apesar da distância, as lembranças e os sentimentos continuam vivos, como uma corrente de água que nunca cessa de fluir, ou uma chama que, mesmo pequena, ilumina o que é essencial.

Ao aprofundar a prática dos rituais envolvendo água e fogo, adentra-se um universo em que cada gesto se torna carregado de intenção e cada elemento natural se transforma em um veículo de comunicação entre o físico e o espiritual. A água e o fogo, em suas formas puras e poderosas, são companheiros antigos de quem busca consolo, respostas ou simples presença daqueles que partiram. Nessa jornada de reconexão, os rituais detalhados a seguir buscam fortalecer os laços entre os mundos, oferecendo um caminho seguro e sereno para que as mensagens de amor e saudade possam encontrar seu destino.

Uma das práticas mais significativas é o uso de uma vela flutuante em um recipiente de água, combinando os dois elementos em um só ritual. Em uma noite tranquila, coloque uma vela flutuante em uma tigela grande com água. Antes de acender a vela, concentre-se em um desejo ou mensagem que queira enviar ao ente querido. Feche os olhos por um momento e sinta a presença dele ao seu lado, como se as ondas sutis da água pudessem conduzir esse sentimento até onde ele estiver. Quando sentir que a intenção está clara, acenda a vela e observe a chama refletida na superfície da água. A luz que flutua, refletida pelas ondas suaves, é um símbolo do vínculo que persiste, uma chama que atravessa o tempo e o espaço, iluminando o caminho que as palavras desejam trilhar.

Enquanto a vela queima e dança sobre a água, observe os reflexos que se formam e as sombras que se movem. Imagine que cada movimento da chama e cada ondulação na superfície é uma resposta silenciosa, um sussurro vindo de além do véu. Esse momento de contemplação é um convite para que a mente se liberte do ruído cotidiano e se abra ao que está além das palavras. Quando a vela se apagar naturalmente, a água pode ser derramada aos poucos na terra, como uma oferta, devolvendo ao solo o que foi compartilhado, numa renovação do ciclo de vida e morte. Esse ato de devolver a água à terra é uma lembrança de que tudo retorna ao seu início, e que as mensagens que enviamos podem se transformar, mas nunca se perdem.

Um ritual ao ar livre, junto a um rio, pode trazer uma dimensão ainda mais profunda. Carregar consigo uma pequena vela e encontrar um espaço tranquilo à beira do rio, onde as águas correm com paciência, é um convite a um momento de encontro. A vela pode ser acesa ali, e ao lado dela, um papel com uma mensagem escrita para o ente querido. O som das águas correndo torna-se a trilha de fundo, como se cada movimento do rio fosse um mensageiro que leva as palavras para longe. Após ler em voz alta a mensagem escrita, a vela pode ser deixada para que sua luz se misture ao som das águas, acompanhada de uma sensação de que, de alguma forma, as palavras estão sendo recebidas e compreendidas do outro lado.

Outro ritual que pode ser realizado com o fogo envolve a prática de criar uma fogueira em um ambiente seguro, seja em uma praia à noite, em uma clareira na floresta, ou mesmo em um espaço aberto em casa, como um quintal. Sentar-se ao redor das chamas traz uma sensação primitiva de conexão com a terra e com os ancestrais, e o calor que se espalha do fogo aquece não só o corpo, mas também as lembranças que vêm à mente. Ao segurar um objeto simbólico — como uma pedra recolhida de um lugar significativo ou uma folha que represente uma memória —, o objeto pode ser lançado ao fogo junto a um desejo ou uma mensagem. Visualize que o calor das chamas transporta as palavras, transformando-as em energia pura que sobe junto com a fumaça.

Para aqueles que se sentem atraídos pela simbologia da água e do fogo, também é possível criar uma cerimônia com ambos os elementos para marcar momentos especiais, como o aniversário de partida do ente querido ou uma data que tenha sido significativa em vida. Em um ambiente calmo, coloque uma tigela com água diante de uma vela acesa. A água representa a presença do ente querido, serena e fluida, enquanto o fogo simboliza a própria essência da vida, que brilha intensamente mesmo por breves momentos. Sentar-se diante dessa combinação e passar alguns minutos em silêncio, observando a chama refletida na água, pode ser uma forma poderosa de sentir a proximidade espiritual e permitir que as emoções se manifestem de maneira natural.

Há também práticas mais simbólicas, como a escrita de desejos ou sentimentos em um papel que, após ser dobrado com cuidado, é mergulhado em um recipiente de água, deixando que a tinta se dissolva aos poucos. À medida que as palavras se apagam, imagine que elas estão se tornando parte da própria água, misturando-se ao fluxo universal de vida e morte. Esse gesto pode ser um símbolo de aceitação, de liberação de algo que já não é necessário carregar, confiando que o que foi dissolvido será levado para o mundo espiritual.

O respeito e a devoção ao realizar cada ritual são fundamentais, pois são eles que criam a atmosfera propícia para a experiência de comunicação. A intenção clara e sincera é o que torna o fogo e a água poderosos aliados, transformando simples objetos e elementos em portadores de um afeto que é sentido, ainda que não possa ser tocado.

Ao utilizar a água e o fogo como canais de comunicação, nos lembramos de que o que mais importa são os sentimentos que fluem através de nós. Esses rituais não são apenas gestos externos, mas sim reflexos de um movimento interno, de uma abertura do coração que se dispõe a compartilhar memórias, palavras e saudades. E nesse compartilhar, mesmo que os olhos não possam ver, sentimos que há uma resposta que chega pelo sussurro da brisa, pelo calor que toca a pele, pelo simples alívio que vem ao fim de cada ritual, como se o ente querido tivesse encontrado uma forma de nos agradecer, de dizer que recebeu nossa mensagem.

A cada ritual, aprendemos que a comunicação espiritual é mais do que palavras ditas ou sinais percebidos. É um laço que não se rompe, que se recria em gestos simples e profundos, como um rio que nunca para de correr ou uma chama que resiste ao vento. Esses momentos de conexão são um lembrete de que, mesmo quando os mundos parecem distantes, a essência do que somos, e do que sentimos, permanece sempre próxima, entrelaçada em uma dança eterna de água e fogo, onde a luz e a fluidez encontram seu caminho até aqueles que amamos e que nos esperam, silenciosamente, do outro lado.

Capítulo 21
Reencontro Espiritual

A travessia entre a vida e a morte é um mistério profundo, uma passagem envolta em silêncio e reverência. Em muitas culturas, a morte é vista como uma transição, um ciclo que se completa, e não como um fim definitivo. A aceitação desse ciclo, a compreensão de que a partida dos que amamos faz parte da natureza universal, pode abrir portas para um reencontro espiritual, um espaço em que a ausência física é acolhida e transformada em uma nova forma de presença, sutil e vibrante. É nesse espaço que surge a possibilidade de uma comunicação que não é feita apenas de palavras, mas de emoções e sensações que permeiam o cotidiano, trazendo um consolo inesperado e um sentido de continuidade.

O primeiro passo para este reencontro é reconhecer que o amor entre os mundos não se dissipa. Ele se transforma, adaptando-se às novas condições da existência. Aceitar essa transformação, no entanto, é um processo que não se faz de maneira imediata. Exige um olhar compassivo sobre a própria dor e sobre os momentos de saudade, aceitando que sentir falta de quem partiu é natural, assim como é natural a maré que recua e avança. É nesse ritmo que o reencontro espiritual começa a se delinear: na medida em que acolhemos o sentimento de saudade, deixamos de lutar contra a ausência e permitimos que ela nos conte algo sobre a natureza do amor que compartilhamos.

Em várias tradições espirituais, a aceitação da morte é vista como uma chave que nos permite transitar entre os mundos de forma mais serena. Na filosofia budista, por exemplo, a morte é compreendida como uma parte essencial do ciclo de renascimentos, um processo natural que conduz a novas formas de existir. Através da meditação e da contemplação da impermanência, busca-se entender que tudo é transitório, e que essa transitoriedade não diminui o valor das conexões que criamos. Ao invés disso, valoriza o presente e os momentos compartilhados. Essa compreensão pode ser trazida para nossa experiência de luto, permitindo que aceitemos que, embora o corpo físico se dissolva, a essência do que somos e do que amamos continua a existir, de maneira diferente, mas ainda presente.

Um exercício de contemplação que pode auxiliar nesse processo de aceitação envolve a prática da respiração consciente diante de uma fotografia ou objeto do ente querido. A cada inspiração, imagine que a presença daquele que partiu preenche o ambiente ao seu redor. A cada expiração, libere as tensões e os sentimentos de perda, como se o ar carregasse consigo a dor. Aos poucos, essa prática ajuda a perceber que a presença espiritual é mais sutil do que a física, mas não menos real. Ela está nos pequenos sinais, nos detalhes que antes passavam despercebidos, como o som de uma brisa que atravessa a janela em uma manhã silenciosa.

O reencontro espiritual também se manifesta nos momentos em que sentimos que nossos entes queridos nos observam de algum lugar além do tempo, enviando sinais de apoio e conforto. Essas percepções são sutis, mas frequentemente trazem consigo uma sensação de calor no peito, um arrepio leve ou um sonho em que a presença do ente querido se faz tão clara que parece real. São momentos em que, mesmo sem entender como, sentimos que existe uma continuidade no amor, uma ponte invisível que nos liga àqueles que já partiram.

Há aqueles que encontram consolo nas tradições dos povos nativos, que acreditam que os espíritos dos ancestrais permanecem vigilantes, guiando seus descendentes nos momentos de dificuldade. As orações dedicadas aos espíritos e os rituais de oferenda são formas de manter vivo esse laço, reconhecendo que a sabedoria daqueles que vieram antes de nós não desaparece com a morte, mas se torna parte da própria terra, dos ventos e das estrelas. A ideia de que o ente querido continua a nos acompanhar, de alguma forma, é uma fonte de conforto que permite ver a morte não como um rompimento, mas como uma transformação de estado.

Aceitar a morte como parte da natureza cíclica da vida é abrir espaço para que as memórias não sejam apenas lembranças doloridas, mas sim fontes de aprendizado e conexão. Em algumas culturas africanas, por exemplo, acredita-se que a morte transforma os que partem em ancestrais, que continuam a zelar pelos vivos de forma espiritual. Essa visão sugere que, ao reconhecer a morte como parte do ciclo natural, os vivos podem continuar a se comunicar com seus ancestrais, pedindo conselhos ou proteção em momentos de necessidade. A aceitação do ciclo, portanto, permite que a presença do ente querido seja sentida como uma força que se mantém ao nosso lado, silenciosa, mas poderosa.

Há um momento especial de aceitação que pode ser marcado por um simples ato de entrega à natureza. Caminhar até um lugar de paz — uma montanha, uma praia, uma árvore solitária em um campo aberto — e ali deixar uma flor ou uma pedra, algo que simbolize o ente querido, é um gesto que representa o reconhecimento de que a vida continua a fluir, mesmo em meio à dor. Essa entrega não é um adeus, mas um "até logo", uma forma de dizer que, enquanto caminhamos por esta jornada, carregamos em nós a memória viva de quem amamos.

A aceitação não apaga a dor, mas transforma a forma como a sentimos. Ela nos permite olhar para o céu e encontrar no brilho das estrelas um reflexo dos sorrisos que já não vemos, mas que permanecem em nós. O reencontro espiritual é, em última instância, um reencontro consigo mesmo, com a parte de nossa alma que foi tocada pela presença daquele que partiu. Ao aceitar que o ciclo da vida inclui tanto o nascimento quanto a morte, damos permissão a nós mesmos para viver com mais profundidade, sentindo que há algo de eterno em cada momento que compartilhamos, e que essa eternidade não se perde quando o corpo se vai.

Ao trilhar este caminho de aceitação, a dor da perda vai cedendo espaço para um novo tipo de presença, que se manifesta em cada momento de gratidão pelas memórias compartilhadas, nos instantes em que o vento parece sussurrar palavras familiares, e nas noites em que os sonhos se tornam portais para reencontros. A aceitação do ciclo da vida e da morte nos prepara para receber as mensagens que vêm do além, nos lembrando de que, mesmo na ausência, a essência de quem amamos continua a viver em cada gesto de carinho, em cada suspiro de saudade, e em cada esperança renovada pelo reencontro que se desenha entre os mundos.

O caminho da aceitação da partida de um ente querido não é uma linha reta, mas sim uma jornada sinuosa, onde cada curva traz uma nova percepção, um novo entendimento. E é nesse trajeto que se descobre que o reencontro espiritual não é um evento único, mas uma dança constante entre lembranças, intuições e silêncios. Ao permitir que a dor e o amor coexistam, começa-se a encontrar maneiras de transformar a ausência em uma presença serena, uma presença que se manifesta nos momentos mais simples e cotidianos, mas que guarda em si a profundidade de um vínculo que transcende o tempo.

Uma das práticas que pode fortalecer esse processo de reencontro espiritual é a escrita meditativa. Sentar-se em um lugar tranquilo, com um caderno à frente, e escrever livremente sobre as memórias compartilhadas é como desenhar um mapa afetivo que conecta o passado e o presente. Deixe que as palavras fluam sem censura, descrevendo os momentos de alegria, as conversas íntimas, os gestos de carinho que agora parecem distantes. A cada linha, sinta como se o ente querido estivesse ao seu lado, lendo as palavras que você escreve. Este ato de colocar no papel aquilo que o coração guarda é, em si, um convite para que a presença espiritual se faça sentir. É uma forma de dizer: "Eu lembro, eu sinto, e você continua aqui."

Depois de escrever, é possível transformar essas palavras em um pequeno ritual de conexão. Dobre o papel com cuidado e coloque-o em um local especial, como um jardim ou aos pés de uma árvore, permitindo que a natureza participe desse ato de entrega. Ou, se preferir, queime suavemente o papel, deixando que a fumaça leve suas palavras ao céu, como se elas pudessem chegar até o espírito daquele que partiu. A fumaça que se eleva simboliza a mensagem que se desprende das limitações do mundo físico, indo além, como um recado que atravessa as camadas do universo.

A prática da visualização guiada também pode ser uma poderosa ferramenta de reencontro espiritual. Ao fechar os olhos e imaginar um lugar seguro, um espaço onde a luz e a tranquilidade dominam, é possível construir mentalmente um cenário de conforto e paz. Pode ser um jardim florido, uma praia onde as ondas quebram suavemente, ou até mesmo uma casa acolhedora. Visualize-se sentado nesse lugar, sentindo a brisa ou o calor do sol, e, ao seu lado, a presença do ente querido. Não se trata de forçar uma imagem ou uma conversa, mas de permitir que a presença se manifeste de forma natural. Talvez surjam palavras, talvez apenas um silêncio compartilhado. O importante é sentir que há um espaço em que vocês podem se encontrar novamente, mesmo que por breves instantes.

Para aqueles que buscam um contato ainda mais profundo, a meditação guiada com cristais pode trazer uma experiência significativa. A ametista, conhecida por suas propriedades de conexão espiritual, é uma escolha frequente para esse tipo de prática. Segurar uma ametista nas mãos durante a meditação, enquanto se concentra em uma intenção clara de reencontro, pode ajudar a elevar a mente a um estado de abertura e receptividade. Visualize uma luz suave saindo do cristal, envolvendo todo o corpo e criando um campo de energia que conecta o plano físico ao espiritual. Nesse espaço, permita que memórias e sentimentos venham à tona, acolhendo tudo o que surgir com serenidade.

Outro aspecto importante desse processo é a gratidão pelas lições e momentos compartilhados. A gratidão tem o poder de suavizar a dor, transformando-a em uma sensação de plenitude. Ao agradecer, não apenas pelos momentos felizes, mas também pelos desafios que fortaleceram a relação, cria-se um elo que vai além da tristeza da perda. A prática da gratidão pode ser feita em voz alta, como se estivesse conversando diretamente com o ente querido, ou em pensamentos silenciosos. A cada palavra de agradecimento, é possível sentir uma leveza que indica que o laço de amor está sendo mantido, agora sob uma nova forma.

Um exemplo de ritual simples e poderoso é o de acender uma vela ao entardecer, em um local especial da casa, talvez ao lado de uma fotografia ou de um objeto que traga lembranças do ente querido. Enquanto a chama arde, reserve alguns minutos para falar sobre o que sente, sobre como o dia foi, como se estivesse compartilhando essas pequenas histórias do cotidiano. Essa prática não precisa ser longa; o importante é que seja feita com sinceridade e de coração aberto. A chama da vela torna-se um símbolo do calor dessa conexão, e quando ela se apaga, é como se a conversa tivesse sido ouvida e acolhida pelo mundo espiritual.

Em alguns casos, o reencontro espiritual também acontece de forma inesperada, em momentos que não foram planejados. Pode ser durante um passeio em meio à natureza, quando a brisa toca o rosto de forma diferente, como um afago. Ou em uma tarde tranquila, quando uma música toca no rádio e traz de volta uma lembrança nítida, como se fosse um recado disfarçado de melodia. Esses instantes não precisam ser compreendidos pela razão, apenas sentidos com o coração, aceitando que a comunicação com aqueles que partiram se manifesta em formas que muitas vezes escapam à lógica.

As reflexões e práticas de aceitação e reconexão, em sua essência, são sobre abrir um espaço dentro de si para que a ausência seja vivida de forma mais leve, permitindo que o amor floresça mesmo em meio à dor. É como aprender a escutar uma nova linguagem, onde as palavras são substituídas por emoções, por intuições, por toques invisíveis que nos alcançam em sonhos ou em pensamentos que nos aquecem. Esse reencontro espiritual é, em última análise, um ato de amor que vai além da matéria, que encontra novas formas de existir e de tocar nossas vidas.

Ao final dessa parte do caminho, percebe-se que a aceitação não significa esquecer, mas sim transformar. Transformar a dor da perda em um laço que nos une ao que é eterno, ao que transcende. Através dos gestos, das palavras, das práticas de conexão, o reencontro espiritual deixa de ser um desejo distante e se torna uma presença constante e amorosa, um sussurro no vento, uma lembrança que sorri ao sol. É nesse reencontro que nos redescobrimos, que percebemos que, embora os corpos se vão, o que construímos em vida permanece, habitando um espaço entre a memória e a eternidade, onde o amor continua a viver, transformando cada lembrança em um abraço silencioso, que nos alcança quando menos esperamos.

Capítulo 22
A Força do Perdão

Atravessar o caminho do luto e da conexão espiritual pode, em muitas ocasiões, encontrar um obstáculo silencioso, mas poderoso: a ausência de perdão. Esse peso, que se esconde em ressentimentos, culpas ou palavras não ditas, muitas vezes prende o espírito em uma rede de emoções densas. É como uma barreira invisível que bloqueia a fluidez da comunicação entre mundos, como se o próprio coração erigisse muros que impedem a troca de mensagens sutis entre aqueles que permanecem e os que já partiram.

O perdão, no entanto, não é apenas uma palavra; é uma chave que abre portas trancadas por memórias dolorosas. Perdoar um ente querido que partiu, assim como perdoar a si mesmo, é libertar-se das correntes que limitam a expressão do amor. Muitos carregam consigo sentimentos de culpa pelo que foi dito ou pelo que nunca foi expressado, por decisões que talvez tenham afetado o ente querido em vida ou pela sensação de não ter feito o suficiente. Esses pensamentos, quando não enfrentados, transformam-se em ecos que ressoam em cada tentativa de conexão espiritual, turvando a clareza dos sinais que poderiam ser recebidos.

A prática do perdão começa com a coragem de olhar para dentro de si e reconhecer essas dores. Não se trata de esquecer ou de apagar o que aconteceu, mas de acolher cada memória com compaixão, entendendo que, no curso da vida, todos nós carregamos imperfeições. Através dessa aceitação, a energia que antes estava presa pode começar a fluir novamente, abrindo espaço para novas formas de contato e entendimento com o ente querido.

Uma prática poderosa para iniciar esse processo é a visualização do perdão. Em um lugar tranquilo, feche os olhos e imagine uma luz suave envolvendo todo o seu corpo, como um manto de calma e aceitação. Visualize à sua frente o ente querido que deseja perdoar ou a quem precisa pedir perdão. Observe como essa figura se apresenta: talvez com um sorriso gentil, talvez com um olhar de expectativa. Deixe que as palavras venham à tona naturalmente, sem forçar. Fale sobre o que sente, sobre as mágoas, sobre o que gostaria de ter dito e o que permanece em seu coração. Imagine que, enquanto fala, essa luz que os envolve se torna cada vez mais brilhante, como se purificasse cada palavra, levando embora a carga que essas emoções carregam.

À medida que essa luz se expande, sinta o alívio que surge em seu peito, como se uma parte de si finalmente encontrasse um lugar de descanso. Pode ser que, nesse momento, as lágrimas brotem dos olhos; não as contenha. Elas são um sinal de que algo se solta dentro de você, permitindo que o amor flua novamente. Visualize a figura do ente querido sorrindo para você, como quem diz que tudo está em paz, que não há mais rancor ou dor entre vocês. Quando sentir que é o momento, agradeça e permita que essa imagem se desfaça suavemente, sabendo que o laço entre vocês se renovou de uma forma mais leve e harmoniosa.

Para alguns, o perdão também pode vir através da escrita, uma forma de externalizar o que está preso em pensamentos e emoções. Escrever uma carta de perdão ao ente querido, colocando em palavras todos os sentimentos não expressados, pode ser um exercício libertador. Não importa se a carta é longa ou breve, ou se as palavras parecem tropeçar. O que importa é a sinceridade do que se expressa. Deixe que cada frase carregue a sua verdade, por mais difícil que seja, como se as palavras fossem um rio que leva as mágoas e as culpas para longe.

Após escrever a carta, há a possibilidade de criar um ritual de entrega. Você pode escolher queimar a carta em uma vela, deixando que a fumaça suba aos céus, como se as palavras fossem transformadas em sopros que alcançam o espírito do ente querido. Outra opção é enterrá-la em um jardim, permitindo que a terra acolha o que foi escrito, transformando essa energia em algo novo e fértil. Esse ato simboliza que você está disposto a soltar o que antes o prendia, oferecendo ao universo aquilo que não pode mais ser carregado.

Em outros momentos, o perdão pode ser cultivado por meio da meditação. Visualize-se sentado em um campo aberto, sob um céu límpido. Ao seu redor, flores nascem lentamente, e cada uma delas representa um aspecto do perdão: uma flor para a aceitação, outra para a compaixão, outra para a gratidão. Sinta o perfume de cada uma delas, como se esse aroma limpasse o seu interior, dissipando sombras antigas. Ao final, veja-se entregando essas flores ao vento, que as leva para longe, enquanto você sente um profundo alívio no peito. Esse simples ato simbólico pode ser uma forma de reconhecer que cada passo dado em direção ao perdão é, na verdade, um passo em direção à liberdade.

A jornada do perdão é diferente para cada pessoa, e não há um tempo definido para completá-la. Alguns dias podem ser mais fáceis, enquanto outros trazem de volta memórias que parecem ser difíceis de deixar para trás. Mas a prática contínua, o retorno ao desejo de liberar-se dessas emoções pesadas, é o que gradualmente dissolve as barreiras entre você e o ente querido. O perdão é como um bálsamo que cura feridas antigas, permitindo que a comunicação espiritual aconteça em um campo mais leve, onde as mensagens podem ser ouvidas com mais clareza, sem interferências do passado.

Nesse caminho de libertação, percebe-se que o perdão não é apenas um presente que se oferece ao outro, mas, acima de tudo, um presente que se oferece a si mesmo. É como abrir uma janela para que o sol entre em um quarto que esteve escuro por muito tempo. E, assim como a luz ilumina cada canto, o perdão ilumina o coração, preparando-o para acolher os sinais, as presenças e as mensagens que chegam do outro lado do véu. É uma preparação silenciosa e íntima, que faz do luto um processo de cura e de amor, onde o espírito encontra paz na certeza de que tudo o que precisava ser dito, finalmente, foi entregue.

O perdão, em sua essência mais profunda, é uma prática que transcende a mente e alcança as camadas mais sutis da alma. Quando se direciona àquele que partiu, torna-se um ato de reconciliação com a própria memória, uma forma de suavizar as arestas que o luto pode deixar. Neste capítulo, nos aprofundamos em rituais e práticas que auxiliam nesse processo, criando um caminho mais claro para que a comunicação espiritual se fortaleça, sem as interferências que a dor não resolvida pode trazer.

Um dos rituais mais simbólicos para esse propósito é a visualização de cura. Este exercício é realizado em um ambiente tranquilo, onde a pessoa possa se sentir segura e em paz. Feche os olhos e imagine-se em um campo de luz suave, um espaço que acolhe suas emoções, sem julgá-las. Nesse cenário, visualize o ente querido à sua frente, em pé ou sentado, rodeado por uma luz que irradia compaixão e serenidade. Veja essa luz se expandir, até envolver a ambos, criando um espaço sagrado onde palavras não são necessárias para que os corações se compreendam.

Neste momento, visualize uma ponte de luz que conecta seus corações, permitindo que as energias de cura e compreensão fluam livremente. Essa ponte é um canal onde circulam os sentimentos que antes estavam represados, mas que agora podem ser liberados. À medida que a luz percorre essa ponte, imagine que cada emoção pesada — mágoas, arrependimentos, culpas — se dissolve, transformando-se em partículas de luz que se dispersam no ar. Sinta a leveza que emerge, como se um grande fardo fosse deixado para trás. Quando sentir que a energia se tornou mais leve, agradeça ao ente querido e veja a figura dele se desvanecer na luz, sabendo que o laço entre vocês foi purificado.

Outra prática poderosa envolve o uso de elementos naturais para simbolizar esse ato de soltura. A água, por exemplo, é um elemento associado à fluidez e à purificação. Um ritual simples consiste em escrever em um papel tudo o que ainda pesa em seu coração — culpas, palavras não ditas, desejos de reconciliação. Em seguida, encontre um riacho ou um rio, e deixe o papel ser levado pelas águas. Observe enquanto ele é carregado pela corrente, levando consigo as emoções que já não precisam mais estar em você. Esse ato de deixar ir é uma forma de confiar ao universo o que já não se pode controlar, permitindo que a natureza transforme essas energias.

O fogo, por sua vez, traz a simbologia da transformação e da renovação. Para aqueles que preferem o calor deste elemento, queimar o papel em uma vela ou em uma pequena fogueira pode ser uma maneira de transformar as palavras em cinzas que se elevam ao céu. Ao observar as chamas consumindo o papel, visualize cada sentimento pesado se transformando em luz e sendo libertado, subindo ao encontro das estrelas, onde a matéria densa não mais importa. Sinta o calor do fogo como um alívio em seu interior, um calor que traz conforto e serenidade.

Além desses rituais, existem meditações guiadas que auxiliam no processo de perdoar a si mesmo e o ente querido. Uma meditação popular para esse fim é a prática do Ho'oponopono, uma antiga técnica havaiana de reconciliação que se baseia em quatro frases simples: "Sinto muito. Me perdoe. Eu te amo. Sou grato(a)." A repetição dessas frases, mentalmente ou em voz baixa, enquanto se concentra na imagem do ente querido, ajuda a transformar as energias que se mantém presas. Cada frase é uma chave que libera um aspecto diferente do perdão: o reconhecimento da dor, a humildade de pedir perdão, a força do amor e a gratidão pela experiência vivida.

O Ho'oponopono pode ser feito em qualquer lugar e em qualquer momento, mas torna-se ainda mais poderoso se praticado em um ambiente preparado com intenção. A presença de velas, cristais que simbolizam a cura, como a ametista ou o quartzo rosa, e um ambiente perfumado com incensos de lavanda ou sândalo, podem potencializar essa prática. Esses elementos criam um campo energético que acolhe as emoções e as transforma, tornando a experiência de cura ainda mais profunda.

Outra prática que pode ser adotada é a de criar um "altar do perdão". Esse espaço, simples e acolhedor, pode ser montado em um canto de sua casa, onde se coloque uma fotografia do ente querido, ao lado de objetos que simbolizem a conexão entre vocês. Pode ser uma flor que o ente amado apreciava, uma vela branca, um cristal que represente a pureza do amor que se deseja cultivar. Cada vez que sentir que há algo a ser perdoado, acenda a vela e sente-se em frente ao altar, permitindo que seus sentimentos sejam expressos nesse espaço seguro. Fale em voz alta, como se conversasse diretamente com a pessoa que partiu, ou simplesmente deixe o silêncio falar por si. Esse ato de criar um local físico para a cura ajuda a ancorar as emoções, dando-lhes um lugar para existir e, eventualmente, serem libertadas.

Através desses rituais e práticas, a força do perdão se torna uma ponte não apenas entre você e o ente querido, mas também entre seu presente e seu futuro. Ao soltar o que pesa, abre-se espaço para que novas formas de amor, de compreensão e de comunicação possam surgir. A dor do luto pode ser suavizada por essa prática contínua, que transforma cada lembrança dolorosa em um tijolo na construção de um caminho de paz.

Com o tempo, essa jornada de perdão se torna um processo que ultrapassa a necessidade de rituais formais, manifestando-se nas pequenas ações do dia a dia. Cada gesto de carinho que se faz em memória do ente querido, cada pensamento de gratidão ao lembrar de um momento compartilhado, cada vez que se escolhe sorrir ao invés de lamentar, é uma forma de renovar o perdão. Esse movimento constante cria uma harmonia entre o que se sente e o que se deseja manifestar, permitindo que a comunicação espiritual aconteça em um campo onde o amor é o elemento que prevalece.

Quando o perdão se torna parte natural do ser, a comunicação com o mundo espiritual ganha uma nova profundidade. As mensagens que chegam do outro lado não são mais filtradas pela dor ou pelo arrependimento, mas sim recebidas com um coração aberto, capaz de reconhecer a beleza e a sutileza de cada sinal. É nesse estado de paz que os sonhos se tornam mais nítidos, que os sinais se multiplicam e que a presença do ente querido é sentida de forma mais próxima, quase como um sussurro ao ouvido, um toque suave que nos faz lembrar que, além do véu, o amor é o que verdadeiramente permanece.

A prática do perdão, então, não é apenas uma forma de libertar-se, mas de transformar a relação com o mundo espiritual em um diálogo contínuo, onde cada mensagem enviada e recebida carrega a marca da serenidade e da aceitação. É assim que a força do perdão se torna uma chave preciosa, capaz de abrir portas que, antes, pareciam estar eternamente fechadas.

Capítulo 23
Continuidade do Amor

O amor é uma energia que não se desvanece com a partida física. Ele transcende o tempo, os limites do corpo e da matéria, e continua a fluir em direções sutis, como um rio invisível que conecta as margens do mundo físico ao espiritual. Aqueles que partiram seguem recebendo essa energia, e nós, que permanecemos, continuamos a sentir seu calor, ainda que de uma forma diferente. A continuidade do amor é a essência dessa conexão que persiste, e aprender a cultivá-la é um passo essencial para aqueles que desejam manter o laço com os entes queridos.

A gratidão, nesse processo, surge como uma prática fundamental. Agradecer pelos momentos vividos, pelas memórias que aquecem o coração, é uma maneira de manter viva a presença daqueles que se foram. É como se, em cada ato de gratidão, uma mensagem silenciosa fosse enviada além do véu, reforçando a ideia de que o amor não se interrompe, apenas se transforma. Para muitos, a prática de manter um diário de gratidão tem sido uma maneira poderosa de dar forma a esse sentimento. Cada página preenchida com palavras de agradecimento torna-se uma oferenda de luz, um tributo à presença amorosa que ainda se faz sentir.

Neste diário, não é necessário buscar grandes gestos. Às vezes, basta recordar o sorriso daquele ente querido em um dia de sol, a risada compartilhada em um jantar em família, ou até mesmo a sensação de segurança que a sua presença trazia. Anotar esses momentos, mesmo os mais simples, é uma forma de dizer ao universo que esses instantes continuam vivos dentro de si. E, em cada agradecimento, há uma reafirmação de que, apesar da ausência física, a conexão permanece viva e pulsante, alimentada pela lembrança afetuosa.

Além do diário, outra prática que reforça essa continuidade é criar pequenos rituais diários de gratidão. Ao acordar, pode-se dedicar um pensamento ao ente querido, enviando-lhe uma mensagem de carinho mentalmente, um desejo de que esteja em paz. Ao final do dia, acender uma vela e deixar uma flor ao lado de uma foto, por exemplo, pode ser um momento de reflexão em que se honra o amor compartilhado. Esses pequenos gestos são como sementes plantadas em um jardim espiritual, onde cada uma cresce e floresce, mantendo a memória viva em um campo de energia sutil.

A gratidão também pode ser expressa através de atos de gentileza. Dedicar uma ação a um ente querido, como ajudar alguém em necessidade, doar para uma causa que ele apreciava, ou simplesmente plantar uma árvore em sua homenagem, é uma forma de perpetuar o amor em gestos concretos. Essa prática simboliza que, embora a presença física não esteja mais aqui, o amor pode se transformar em algo que continua a impactar positivamente o mundo. Ao cuidar de uma planta ou árvore dedicada à memória de alguém especial, é possível sentir que, de algum modo, aquele ser amado continua a florescer através das pequenas coisas.

Cultivar essa continuidade é também permitir-se sentir alegria ao lembrar. Muitas vezes, o luto carrega um peso que faz com que as memórias sejam acompanhadas por um sentimento de perda. No entanto, com o tempo, é possível transformar essa percepção e encontrar alegria nas lembranças. Rir das histórias engraçadas, sentir o aconchego das lembranças de momentos de cumplicidade, e até mesmo falar em voz alta para aquele que partiu, contando-lhe sobre as novidades do dia. Assim, o amor se revela em sua forma mais genuína, pois não é uma prisão ao passado, mas uma celebração de tudo o que foi vivido.

Para alguns, a continuidade desse amor também se manifesta através de encontros com a arte. Ouvir músicas que trazem à tona memórias, revisitar fotografias antigas, reler cartas, ou até criar algo novo em homenagem a quem se foi, como uma pintura ou um poema. A arte torna-se um canal através do qual a essência do ente querido pode ser sentida, permitindo que se mergulhe em um espaço onde o tempo parece se diluir, e a presença espiritual se torna quase palpável. Cada nota, cada traço, cada palavra é uma extensão do amor que se eterniza.

Os momentos de silêncio, aqueles em que o coração se acalma e a mente repousa, são oportunidades preciosas para sentir essa continuidade. Sentar-se ao ar livre, observar o céu ao pôr do sol, sentir o vento no rosto — todas essas experiências podem ser portais para uma conexão mais profunda. Nestes momentos, quando se está em sintonia com a natureza e com o próprio interior, é possível perceber o que não pode ser captado pelos sentidos comuns: uma presença que acalma, um calor no peito, uma intuição suave de que o amor que se compartilhou ainda reverbera entre os mundos. É um lembrete silencioso de que, apesar da distância física, os corações ainda conversam.

Esse amor contínuo também nos transforma. Ele nos ajuda a perceber a profundidade dos laços que construímos e nos convida a olhar para a vida com mais ternura, sabendo que o que realmente importa não se perde. Mesmo quando as sombras do luto se fazem presentes, o amor persiste como uma chama que nos guia nos momentos mais escuros. Ele nos encoraja a seguir em frente, não como um abandono das lembranças, mas como uma forma de honrá-las. Cada passo dado, cada sorriso oferecido ao mundo, é uma forma de dizer que a pessoa que partiu continua a ser uma parte fundamental de quem somos.

A continuidade do amor nos convida, enfim, a ressignificar a própria experiência da vida e da morte. Ao perceber que o amor não está confinado ao espaço e ao tempo, que ele flui além do visível, encontramos uma nova forma de viver, uma nova forma de nos relacionar com o mistério da existência. A dor da separação se suaviza, transformando-se em uma saudade que guarda um profundo respeito pelo ciclo da vida. E, enquanto essa chama de amor continuar a brilhar, a presença dos que partiram nunca será uma memória distante, mas uma centelha constante que nos acompanha em cada passo.

Quando se trata de preservar a conexão com aqueles que partiram, a prática da gratidão assume um papel essencial e transformador. E se, na primeira parte, exploramos as pequenas formas de agradecer, agora nos aprofundamos nas práticas que podem ser incorporadas ao cotidiano, criando uma rotina de gratidão que fortalece o laço com os entes queridos. O ato de agradecer é, ao mesmo tempo, uma expressão de amor e uma forma de manter viva a lembrança dos que partiram, garantindo que, mesmo diante da ausência, suas presenças continuem a aquecer nossos corações.

Uma das maneiras mais profundas de cultivar a gratidão é através da criação de um diário de gratidão focado nas memórias dos entes queridos. Este diário se torna um santuário de palavras e lembranças, um lugar onde cada entrada é uma pequena celebração dos momentos compartilhados. A cada noite, antes de dormir, dedicar alguns minutos para escrever sobre algo pelo qual se é grato em relação àquele que partiu pode ser um gesto de grande poder. Pode ser a lembrança de um abraço reconfortante, de um conselho valioso ou até de um simples olhar que trouxe paz em um momento de dificuldade. Ao registrar essas memórias, se faz mais do que apenas relembrar: se cria um espaço de comunhão entre o mundo físico e o espiritual.

Além do diário, criar um "pote da gratidão" pode ser uma prática lúdica e simbólica que envolve toda a família. Em um recipiente de vidro, cada um deposita pequenos bilhetes de agradecimento, que podem ser lidos em momentos especiais, como aniversários do ente querido ou em datas festivas. Esse pote, com o tempo, se torna um repositório de amor, um lugar físico que guarda e irradia as memórias de carinho, e que pode ser utilizado em momentos de saudade como uma forma de recordar o quanto aquela pessoa significou em sua vida. Cada bilhete é como uma conversa silenciosa, uma forma de manter vivo o diálogo entre os mundos.

A prática de agradecer também pode ser integrada à rotina através de momentos de reflexão. Reservar um instante do dia para sentar-se em um local tranquilo, fechar os olhos e enviar mentalmente uma mensagem de gratidão pode criar um espaço de serenidade e conforto. Visualizar essa mensagem como uma luz suave que atravessa os planos e alcança o ente querido pode reforçar a sensação de conexão. Não há necessidade de palavras elaboradas, pois a gratidão, em sua essência, é um sentimento puro e genuíno, que pode ser transmitido em forma de intenção.

Outra forma de manifestar essa gratidão é criar um ritual sazonal de agradecimento. Em cada estação do ano, realizar uma atividade especial em homenagem ao ente querido pode ser uma forma de marcar a passagem do tempo sem perder de vista a continuidade do laço afetivo. Na primavera, plantar uma flor em sua memória; no verão, acender uma vela ao pôr do sol; no outono, fazer uma caminhada em um lugar que ambos apreciavam; no inverno, preparar uma refeição especial que traz lembranças de momentos juntos. Esses gestos sazonais lembram que, assim como as estações mudam, a energia dos que amamos continua a nos envolver de diferentes formas ao longo do tempo.

Para os que se sentem à vontade com a escrita, criar uma carta de gratidão pode ser uma experiência profundamente terapêutica. Diferente do diário, a carta pode ser um desabafo direto, uma forma de expressar o que está guardado no coração e que talvez nunca tenha sido dito em vida. Nela, é possível agradecer pelas lições aprendidas, pelas risadas, pelos momentos de cumplicidade, e até mesmo pelas dificuldades que trouxeram crescimento. Uma vez escrita, essa carta pode ser queimada, permitindo que a fumaça leve as palavras até os céus, ou pode ser enterrada em um local significativo, como um jardim ou próximo a uma árvore, simbolizando que as raízes do amor continuam a crescer e a se fortalecer.

A criação de um altar de gratidão em casa também é uma forma poderosa de manter viva essa conexão. Esse altar pode ser simples, composto por uma fotografia, uma vela e um objeto que lembre o ente querido. No entanto, mais do que os objetos em si, é a energia que se dedica a esse espaço que faz dele um ponto de contato especial. Acender uma vela neste altar ao final de cada dia e, diante dela, agradecer por mais um dia vivido com as lembranças presentes pode trazer uma sensação de paz e acolhimento. Esse espaço se torna um refúgio, um lugar onde se pode chorar, sorrir e, principalmente, sentir a presença amorosa que nunca se desvanece.

Incorporar a gratidão ao cotidiano não é apenas uma maneira de honrar os que partiram, mas também de transformar a própria jornada de luto. A gratidão ensina a olhar para a ausência com ternura, a perceber que o que foi vivido nunca se perde, mas se transforma em uma parte indissociável de quem somos. Ao praticar a gratidão, começamos a perceber que, mesmo na dor da perda, há beleza naquilo que foi vivido, e que cada memória é uma flor que desabrocha em um jardim interno, iluminado pela luz da lembrança.

Para aqueles que buscam fortalecer ainda mais essa prática, integrar a gratidão ao amanhecer e ao entardecer pode criar uma rotina de conexão. Ao acordar, olhar para o céu e agradecer por mais um dia em que as lembranças continuam vivas dentro de si é uma forma de começar o dia com um coração leve. E, ao final do dia, diante das estrelas, agradecer pelos pequenos sinais e momentos de presença que se manifestaram ao longo das horas pode ser uma forma de encerrar o ciclo diário com serenidade. Cada agradecimento é como uma pedra lançada em um lago, cujas ondulações se espalham em todas as direções, tocando tanto este mundo quanto o outro.

A prática da gratidão nos convida a um novo entendimento sobre a vida e a morte. Ela nos lembra que o amor não se encerra com a partida, mas se amplia, abarcando novas formas de presença e de conexão. E, à medida que aprendemos a agradecer, também aprendemos a viver de uma maneira mais plena, com o coração aberto para os sinais sutis que chegam do outro lado. A gratidão, em sua essência, é um elo invisível, que une os corações separados pela distância física, mas eternamente entrelaçados pelo amor.

Capítulo 24
Criando um Espaço de Memória

Quando a dor da perda encontra um lugar seguro para repousar, ela pode se transformar em uma fonte de conforto e serenidade. Criar um espaço físico dedicado à memória de um ente querido é uma forma de materializar esse processo, permitindo que as lembranças e o amor continuem a florescer em um ambiente de paz. Este espaço, que pode ser um altar, um canto especial da casa ou um pequeno jardim, torna-se um ponto de encontro entre o mundo visível e o invisível, um lugar onde o espírito e o coração encontram um refúgio para a saudade.

Para muitos, a ideia de um espaço de memória começa com a escolha de um local que ressoe com a energia do ente querido. Pode ser um canto da sala que sempre trazia boas conversas, um pedaço do jardim onde ele gostava de ficar, ou mesmo uma mesa de cabeceira, onde uma vela acesa à noite pode iluminar não apenas o ambiente, mas também o caminho das recordações. Esse espaço, por menor que seja, carrega consigo um significado profundo: ele se torna um ponto de ancoragem, onde as emoções encontram um lugar seguro para se expressar.

Uma vez escolhido o local, é importante pensar nos elementos que comporão esse espaço. Fotografias são naturalmente uma escolha frequente, pois capturam momentos eternizados em sorrisos e olhares. Ao colocar uma foto de um momento especial, como um aniversário, uma viagem ou um simples dia de alegria compartilhada, há uma sensação de proximidade que é despertada. É como se, ao olhar para aquela imagem, o tempo se dissolvesse e o amor que une as almas se revelasse, intacto.

Além das fotografias, objetos que carregam um significado especial podem trazer um toque ainda mais pessoal a esse espaço. Pode ser um livro que ele adorava, uma peça de roupa que guarda seu perfume ou mesmo um presente que um dia trocamos com ele. Cada objeto carrega uma memória, uma história que vai além da matéria, e colocá-lo ali é como criar um portal para os momentos compartilhados. Esses objetos se tornam símbolos de uma conexão que se mantém viva, ainda que em outro plano.

A presença de velas e incensos no espaço de memória é um convite à introspecção e à serenidade. As velas, com suas chamas trêmulas, representam a luz da alma que nunca se apaga, mesmo após a partida. Acendê-las é um gesto de carinho, uma forma de dizer: "Você continua brilhando em meu coração". Os incensos, por sua vez, trazem ao espaço uma fragrância que eleva os pensamentos e preenche o ambiente com uma atmosfera de reverência. Ao escolher o aroma, como lavanda para acalmar, ou sândalo para purificar, cada detalhe se torna uma extensão do desejo de manter a presença do ente querido viva e acolhedora.

Um detalhe importante ao criar esse espaço é a inclusão de elementos naturais, como flores frescas ou pequenas plantas. A natureza, com sua capacidade de renovação, traz um lembrete de que, mesmo diante da perda, a vida continua a se transformar. As flores colocadas ao lado da fotografia são como oferendas de beleza, que simbolizam a delicadeza do laço que ainda persiste. Elas também são uma forma de manter uma conversa silenciosa com aquele que partiu, oferecendo-lhes uma parte da natureza, que eles tanto apreciavam em vida.

Algumas pessoas escolhem criar pequenos rituais neste espaço de memória, que podem ser repetidos sempre que o coração pede por um contato mais próximo. Por exemplo, em dias especiais, como aniversários ou datas comemorativas, pode-se colocar uma carta escrita à mão ao lado da vela acesa. Essas cartas não precisam ser lidas em voz alta, mas podem ser guardadas ali, como uma forma de confidenciar ao ente querido os sentimentos, as saudades, e os desejos que ainda existem. Com o tempo, essas cartas se tornam um testemunho do amor que resiste, do cuidado que atravessa as barreiras do tempo.

A música também pode ser uma aliada poderosa neste espaço, ajudando a criar uma atmosfera de acolhimento. Reproduzir uma canção que trazia alegria ao ente querido, ou mesmo uma música que desperta lembranças doces, transforma esse momento em uma experiência sensorial profunda. A melodia preenche o ambiente com a presença intangível daqueles que partiram, como se as notas musicais criassem uma ponte entre os mundos. E, enquanto a música toca, a sensação de estar junto a eles, ainda que por um breve instante, pode ser sentida como um afago na alma.

Outra sugestão para fortalecer a atmosfera de amor e presença é incluir pequenos cristais, como a ametista ou o quartzo rosa. A ametista, com sua cor púrpura, é conhecida por trazer paz espiritual, ajudando a acalmar a mente e elevar a vibração do ambiente. Já o quartzo rosa, com sua energia suave, é associado ao amor incondicional, tornando-o um cristal ideal para fortalecer a sensação de carinho e proteção. Colocar esses cristais ao lado de uma fotografia ou de um objeto especial é como criar um círculo de energia, onde a harmonia e a serenidade encontram morada.

Este espaço de memória, no entanto, não precisa ser fixo e imutável. Ele pode ser adaptado conforme as estações mudam, refletindo também as transformações do luto e do amor. Na primavera, uma flor nova pode ser colocada no vaso, simbolizando a renovação. No outono, uma folha seca pode lembrar que, assim como as árvores, nós também passamos por ciclos de desprendimento e renascimento. Esse espaço é um reflexo do movimento interno de cada um, e por isso, deve ser moldado de acordo com o que o coração pede em cada fase.

A criação de um espaço de memória não é apenas uma homenagem ao ente querido, mas também um gesto de cuidado consigo mesmo. É um lugar onde se pode chorar, mas também sorrir ao relembrar os bons momentos. É um lugar onde o silêncio é habitado pelas memórias e onde o amor encontra um lugar seguro para continuar a se expressar. E, acima de tudo, é um lembrete de que a ausência física não é capaz de apagar a presença espiritual, que continua a se manifestar nas pequenas lembranças e nos sinais sutis do cotidiano.

Cada vez que nos sentamos diante desse espaço, seja em silêncio ou em oração, permitimos que a energia do amor e da saudade encontre um caminho para fluir. E ao fazer isso, percebemos que, mesmo na ausência, há um profundo sentido de continuidade. É um lugar para revisitar as memórias, mas também para criar novas formas de sentir a presença de quem amamos, acolhendo a certeza de que, além do tempo e da distância, o amor permanece, eterno e transformador.

A construção de um espaço de memória vai além da simples disposição de objetos. Trata-se de uma prática profundamente pessoal, que se revela em cada detalhe, em cada escolha de elemento que compõe esse refúgio sagrado. É um lugar onde o coração encontra alento, e onde as lembranças e energias se tornam visíveis e tangíveis. A cada nova etapa deste processo, há um convite à conexão, à introspecção e à abertura para o diálogo silencioso com aqueles que já não estão ao nosso lado no mundo físico, mas que ainda fazem morada em nosso ser.

A escolha dos elementos que compõem esse espaço é essencial para criar uma atmosfera de paz e conforto. Velas, incensos, cristais, fotografias e objetos especiais são apenas o início de um processo de composição que se molda ao longo do tempo. A disposição desses elementos pode variar conforme os sentimentos que se manifestam a cada visita ao espaço, e isso é parte do seu poder transformador. Não há regras rígidas: a única diretriz é que cada item ali presente ressoe com a intenção de recordar, homenagear e criar um vínculo sutil com o ente querido.

As velas, em sua simplicidade, têm um papel poderoso nesse ambiente. Quando acesas, suas chamas são como pequenos faróis que nos guiam ao coração das memórias. A cor da vela pode também ser escolhida de forma simbólica. O branco, por exemplo, é frequentemente associado à paz e ao alívio da alma.

Uma vela azul pode ser usada para momentos de reflexão profunda, enquanto o roxo pode trazer a sensação de espiritualidade elevada e conexão. O ato de acender uma vela é, em si, um ritual de intenção, como se disséssemos ao universo: "Esta luz é para ti, que ainda brilha em meu coração".

Ao lado das velas, incensos e óleos essenciais são elementos que elevam a vibração do espaço de memória. Cada fragrância carrega um significado próprio e pode ser escolhida para criar diferentes atmosferas. O incenso de lavanda, com suas propriedades calmantes, pode ajudar a trazer serenidade, enquanto o sândalo eleva a conexão espiritual. A queima de incensos é um ritual ancestral que atravessa culturas, sendo um convite à presença, uma forma de enviar mensagens sutis através das ondas de fumaça que se dissipam pelo ar. Na simplicidade desse gesto, podemos nos sentir conectados àqueles que partiram, como se estivéssemos criando uma ponte que atravessa os mundos.

Para além das velas e incensos, a presença de plantas e flores no espaço de memória traz a energia renovadora da natureza. A vida vegetal, com seu ciclo de crescimento, florescimento e repouso, reflete a própria jornada da vida e da morte, lembrando-nos que tudo se transforma. Escolher uma planta que era apreciada pelo ente querido, ou que tenha um significado especial, é uma forma de manter viva a memória de momentos compartilhados. Uma pequena planta suculenta, por exemplo, simboliza resistência e persistência, enquanto flores como lírios e margaridas podem representar a pureza e a simplicidade de um afeto que permanece.

Algumas pessoas sentem que um espaço de memória é enriquecido pela presença de pequenos objetos de valor sentimental. Estes itens podem ser dispostos de forma que criem um cenário de lembranças e significados, como se cada um fosse uma peça de um quebra-cabeça emocional. Um relógio antigo, um colar que sempre era usado, uma pequena escultura que lembrava uma viagem especial, ou até mesmo uma pedra encontrada em um passeio marcante. Esses objetos carregam em si a energia do momento vivido, como se ainda guardassem ecos dos risos e das palavras que um dia preencheram aquele instante.

Um aspecto significativo na criação desse espaço é a escolha de um local que transmita a sensação de intimidade e acolhimento. Pode ser um canto de um quarto, a sombra de uma árvore no jardim ou um pequeno altar na sala de estar. A orientação desse espaço também pode ser escolhida de acordo com a simbologia pessoal ou espiritual: voltado para o nascer do sol, como um símbolo de renovação, ou para o oeste, onde o sol se põe, lembrando a passagem e a transição para outra forma de existência. Mais uma vez, a intuição e o sentimento pessoal são os guias para decidir onde este espaço encontrará sua casa.

Criar um espaço de memória também pode envolver práticas mais dinâmicas, que vão além da simples contemplação. Uma dessas práticas é a escrita de cartas que são deixadas ali, como se fossem mensagens depositadas em um altar sagrado. Estas cartas podem conter palavras de saudade, agradecimento ou até conversas que se gostaria de ter com o ente querido. Ao longo do tempo, essas cartas podem ser relidas ou até queimadas em um ritual simbólico, onde a fumaça leva as palavras para além do visível. Esse gesto de enviar ao universo os sentimentos escritos torna-se um alívio, um gesto de entrega e confiança.

Outra prática significativa é a criação de rituais de visita ao espaço de memória. Esses rituais podem ocorrer em datas especiais, como aniversários, ou simplesmente em dias em que o coração sinta necessidade de maior proximidade. Nesses momentos, trazer um presente simbólico, como uma flor do campo ou uma pedra encontrada em uma caminhada, é uma forma de manter viva a troca de carinho. Essas pequenas oferendas são gestos de presença e afeto, como se disséssemos: "Eu ainda lembro de ti, e continuo a caminhar ao teu lado".

A importância de manter esse espaço com respeito e cuidado também não deve ser subestimada. Cuidar de cada detalhe, como limpar o pó que se acumula sobre os objetos ou trocar a água do vaso de flores, é uma forma de manter viva a energia do lugar. Esse cuidado é, por si só, um ritual de conexão, um gesto de amor que se manifesta na atenção aos detalhes. Ao cuidar do espaço de memória, cuidamos também das memórias que ele abriga, cultivando um ambiente onde o passado e o presente encontram harmonia.

Por fim, é importante lembrar que o espaço de memória é mais do que um local físico. Ele se torna um símbolo de como escolhemos honrar e manter viva a essência daqueles que amamos. É um lugar onde a dor da ausência pode se transformar em gratidão e onde o silêncio ganha a eloquência dos sentimentos que não podem ser expressos por palavras. Cada vez que nos sentamos diante desse espaço, somos convidados a recordar, mas também a nos reconectar com a paz e a certeza de que a jornada de amor e saudade continua, em um fluxo que vai além das barreiras visíveis.

Assim, este lugar torna-se um refúgio para o coração, um ponto de luz na trajetória do luto e da lembrança. É um lembrete constante de que, mesmo na ausência física, a presença espiritual daqueles que amamos permanece, vibrando suavemente em cada detalhe, em cada gesto, em cada chama que se acende em seu nome.

Capítulo 25
A Música

A música, em sua essência, é uma linguagem que transcende as palavras. Ela é capaz de ecoar nos recônditos mais profundos da alma, despertando sentimentos, memórias e uma sensação de conexão que vai além do tempo e do espaço. Em muitos momentos de saudade, a música surge como um fio invisível, ligando o coração de quem ficou à presença sutil daquele que partiu. As melodias tornam-se portadoras de memórias, e cada nota vibrante pode ser um suspiro, uma lembrança que nos transporta ao encontro de quem já não caminha ao nosso lado fisicamente.

No contexto da comunicação com entes queridos no mundo espiritual, a música assume um papel único e poderoso. Diferente de outras formas de ritual ou prática espiritual, a música envolve não apenas o silêncio e a introspecção, mas também o som que ressoa no espaço e dentro de nós. Certas canções ou melodias podem nos lembrar de momentos especiais que compartilhamos com aqueles que partiram. Um simples acorde, ouvido em um dia qualquer, pode trazer à tona uma conversa esquecida, um sorriso, ou aquele abraço que parece ainda estar presente em nossa pele.

A escolha das músicas que se tornam parte desse processo de conexão não precisa seguir uma regra específica. O que importa é o que cada melodia desperta. Talvez haja uma canção que sempre fazia parte dos momentos alegres ao lado da pessoa amada, ou uma música calma que traz uma sensação de conforto e paz, como se envolvesse o ambiente em um manto de serenidade.

Ou, quem sabe, sons da natureza, como o canto dos pássaros ou o som suave da chuva, que eram apreciados por quem partiu, possam trazer uma sensação de proximidade e cumplicidade.

Cantar também pode ser uma prática de profunda conexão espiritual. Quando entoamos uma melodia, estamos não apenas ouvindo, mas também participando do fluxo de sons e intenções. O ato de cantar é, por si só, uma forma de meditação ativa, onde a mente se alinha ao som que sai do peito e vibra no ar. Cantar uma música que era querida por quem partiu, ou simplesmente entoar sons que ressoem no coração, é como lançar uma mensagem ao vento, permitindo que ela chegue ao universo e toque quem amamos, onde quer que esteja. A vibração da voz leva consigo sentimentos e energias, como uma oração sussurrada entre notas e harmonias.

Certas melodias instrumentais, especialmente aquelas que utilizam instrumentos como flauta, piano ou violino, têm um poder peculiar em trazer à tona a sensação de tranquilidade e introspecção. As notas suaves e arrastadas de um violino podem ser como um lamento que se dissolve no ar, enquanto a leveza da flauta nos conduz a uma jornada interior, onde as memórias flutuam e se tornam mais acessíveis. A música instrumental, sem a necessidade de palavras, oferece espaço para que as emoções e as lembranças se movimentem livremente, criando um ambiente propício à comunicação sutil.

A frequência das músicas também tem um papel importante nesse processo. Há uma teoria amplamente difundida de que certos tons podem ajudar a elevar a nossa vibração energética, tornando-nos mais receptivos a energias sutis e à comunicação espiritual. Músicas afinadas em frequências como 432 Hz ou 528 Hz são frequentemente associadas ao relaxamento e à sensação de harmonia. Escutar melodias nessas frequências, ou entoar sons que ressoem nessa vibração, é como afinar nossa própria energia, sintonizando-nos com um estado de paz e receptividade que favorece a conexão com o plano espiritual.

Criar um ambiente com música também pode ser uma forma de preparar o espaço para momentos de introspecção e comunicação. Ao acender uma vela e deixar que uma melodia suave preencha o ar, cria-se um ambiente acolhedor, onde o coração pode se abrir e a mente pode se acalmar. Esse espaço musical, por mais simples que pareça, torna-se um refúgio, um lugar onde podemos deixar que as lembranças se manifestem e que as mensagens possam ser percebidas em meio às notas que dançam pelo ar.

Em algumas culturas, a música desempenha um papel central em cerimônias de despedida e homenagem aos entes que partiram. Cânticos e hinos são entoados para guiar a alma no seu caminho, para celebrar a vida e para abrir portas ao reencontro espiritual. Cada som, cada batida de tambor ou toque de sineta, é um chamado, um convite ao invisível, permitindo que as energias se misturem e que a memória do que foi vivido continue a ecoar, como um acorde que jamais se desfaz por completo.

Para aqueles que buscam manter a presença do ente querido em sua vida, a música pode ser uma companheira fiel. Criar uma playlist com as músicas que ressoam com essa memória é como construir uma trilha sonora de saudade, um repertório que, a cada execução, nos leva de volta à presença calorosa de quem amamos. Essas músicas não precisam ser tristes ou melancólicas, embora a melancolia tenha seu lugar nos dias de dor. Elas podem ser alegres, repletas de vida, como uma celebração de tudo que foi vivido e que continua a pulsar na lembrança. Ou podem ser suaves e etéreas, como a brisa que toca o rosto em um entardecer, trazendo consigo um sussurro do além.

O poder da música está na sua capacidade de tocar o que há de mais sagrado dentro de nós. E, nesse contexto, ela se torna mais do que um som: torna-se um canal, uma ponte que liga o nosso mundo ao mundo daqueles que já partiram. Escutá-la é abrir os ouvidos da alma, é deixar que o coração bata no compasso das notas e, por um breve instante, sentir que a distância entre os mundos se dissolve, como se o toque de cada melodia pudesse alcançar aquele que nos observa de um lugar além das estrelas.

Na harmonia das músicas e no silêncio entre as notas, encontramos a presença que parecia distante. Assim, a música se torna um instrumento de cura, um bálsamo para as feridas que a ausência deixa, e um caminho para relembrar que, embora os corpos se dissolvam, o amor e a memória são eternos, vibrando em cada acorde, como uma canção que nunca se apaga.

Há um poder profundo em moldar momentos de saudade e conexão com aqueles que já partiram através da música. Assim como uma brisa que traz lembranças de tempos passados, a música cria um ambiente onde o coração se abre, e o silêncio interior se preenche com notas que parecem ecoar de outros tempos e dimensões. É nesse espaço sonoro que as memórias ganham vida e o espírito se aquieta, permitindo que a presença dos entes queridos se faça sentir.

Para criar uma conexão mais profunda, é possível elaborar uma playlist especial, que traga consigo não apenas canções que eram importantes para quem se foi, mas também melodias que, para quem ficou, soem como um convite ao reencontro espiritual. Uma seleção cuidadosa de músicas que trazem paz pode ser uma forma de criar uma trilha sonora pessoal para os momentos de introspecção, uma espécie de portal sonoro que nos transporta para uma atmosfera de carinho e saudade.

Essa playlist pode ser composta de canções que evocam a natureza, como o som da chuva caindo suavemente, o murmúrio de um riacho ou o canto de pássaros ao amanhecer. Esses sons têm a capacidade de nos conectar com o que é essencial, trazendo uma calma que facilita o relaxamento e a abertura dos sentidos para as percepções mais sutis. É como se, ao ouvir essas melodias, o coração pudesse voltar a sentir a presença daquele que já não está, mas que deixou um rastro de amor por onde passou.

Algumas músicas, especialmente as que são associadas a momentos de felicidade compartilhada, podem ser tocadas em celebrações especiais, como aniversários, datas significativas ou simplesmente em um dia comum em que a saudade se faça mais presente. Acender uma vela ao som dessas melodias e permitir que as lembranças se revelem é um gesto de ternura, uma forma de dizer que, mesmo do outro lado do véu, o vínculo permanece. A chama da vela tremula no ritmo das notas, enquanto o coração dança entre o passado e o presente, acolhendo cada lembrança com gratidão.

Além disso, explorar músicas de diferentes tradições espirituais pode ser uma maneira de ampliar a conexão com o mundo espiritual. Cânticos gregorianos, mantras tibetanos, cânticos indígenas e hinos de diversas culturas carregam séculos de intenções elevadas e de busca por uma conexão com o divino. Essas músicas, muitas vezes repetitivas e meditativas, são desenhadas para criar um estado de consciência ampliada, onde a mente se aquieta e o espírito se torna mais receptivo. Ouvir esses cânticos em momentos de introspecção pode ser como abrir uma porta para um espaço sagrado, onde o amor e a saudade se encontram em um lugar de serenidade.

Para aqueles que gostam de criar suas próprias composições, a música se torna ainda mais íntima. Tocar um instrumento como o violão, o piano, ou até mesmo um tambor xamânico, enquanto se pensa no ente querido, é uma maneira de oferecer uma homenagem musical, de colocar em som aquilo que o coração gostaria de dizer. A criação de uma melodia própria, que possa ser tocada sempre que a saudade aperta, transforma o processo de luto em uma experiência de criação e cura. As notas nascidas dessa inspiração carregam a essência do sentimento e podem ser como um chamado, um sussurro ao vento que leva a mensagem até o espírito que habita outras esferas.

A escolha das músicas também pode ser guiada por intuição. Às vezes, uma canção que surge inesperadamente, tocando em um café ou no rádio do carro, pode ser interpretada como um sinal, um lembrete de que as conexões espirituais continuam a existir mesmo quando menos esperamos. Essa percepção sensível às coincidências sonoras é uma forma de abrir o coração para a possibilidade de que a música seja, ela mesma, uma linguagem que transcende o plano físico.

Há quem acredite que os entes queridos podem se manifestar através de músicas específicas, como se estivessem usando o som como um meio de comunicação. Essa sensação de que uma música tocada em um momento oportuno é mais do que uma simples coincidência pode ser acolhida com abertura e respeito. Sentir que a letra de uma canção traz uma mensagem especial, ou que um refrão que insiste em se repetir na mente carrega algo que precisa ser ouvido, é reconhecer que o universo possui suas formas misteriosas de tocar nossos corações.

Além de escutar, a prática de cantar também pode ser um caminho para a comunicação espiritual. Cantar em voz alta, deixando que a melodia ressoe pelo ambiente, é como preencher o espaço ao nosso redor com a energia que carregamos no peito. Se há uma mensagem que se deseja enviar, pode-se escolher uma canção que traduza essa intenção e cantá-la com o coração aberto, como se as palavras e as notas pudessem ser ouvidas além deste mundo.

Para alguns, as músicas que trazem mensagens de despedida e de aceitação da partida são especialmente poderosas. Canções que falam de passagem, de transformação e de eternidade nos ajudam a lembrar que, mesmo diante da dor da ausência, há um caminho de luz que continua. Essas músicas nos permitem mergulhar na tristeza de forma serena, reconhecendo que o luto é parte de um ciclo natural, mas que a saudade pode ser transmutada em gratidão.

Criar um espaço onde a música tenha um lugar especial pode ser um ritual em si. Uma sala ou um canto da casa onde as músicas favoritas possam ser tocadas, onde um incenso possa queimar suavemente enquanto a melodia se desenrola, pode se tornar um ponto de encontro entre os mundos. Sentar-se nesse espaço, com as luzes baixas e os ouvidos atentos, é um convite para que as notas nos conduzam a um estado de receptividade, onde as respostas espirituais podem surgir.

No final das contas, a música é um dos instrumentos mais sensíveis de que dispomos para tocar o invisível. Ela vibra não apenas nas cordas dos instrumentos, mas também nas cordas do coração. E é assim, ao som de cada acorde, que permitimos que as lágrimas rolem, que os sorrisos se recordem e que a presença de quem partiu nos envolva de forma quase palpável. Em cada canção, há uma chance de encontrar, mesmo que por breves instantes, aquele eco de amor que nunca se perde, que ressoa nas notas, no silêncio entre elas, e no espaço intangível onde habitam as saudades mais profundas.

Que essas melodias possam ser a ponte que nos liga ao que é eterno, e que, através do som, possamos sentir que a conexão com os nossos entes queridos não conhece fim. A música, como um sussurro que viaja entre os mundos, nos lembra que, mesmo quando tudo parece silencioso, o amor continua a cantar.

Capítulo 26
Rituais de Comemoração

A saudade é uma presença constante para aqueles que perderam alguém querido. No entanto, ela pode ser suavizada por momentos de celebração, onde se honra a vida de quem partiu, transformando a dor em uma memória que floresce. É por meio dos rituais de comemoração que a conexão espiritual pode ser renovada, permitindo que o amor continue a se manifestar, mesmo através do tempo e da distância.

Os rituais de comemoração não são apenas uma forma de lembrança; são portais que se abrem para uma comunicação mais sutil. Quando nos permitimos celebrar a vida de quem amamos, estamos dizendo ao universo que, apesar da dor da perda, reconhecemos a beleza da jornada que compartilhamos. Essas celebrações podem ser simples ou elaboradas, mas sempre carregam consigo a intenção de enviar uma mensagem de carinho e de gratidão ao espírito daquele que se foi.

Datas especiais, como aniversários, feriados ou a data de falecimento, são momentos propícios para realizar esses rituais. Nessas ocasiões, o próprio ambiente parece se transformar, como se um campo de energia mais suave se formasse ao redor, criando um espaço em que o coração pode se abrir com mais facilidade. Nesse sentido, cada data significativa pode ser vista como um convite, um chamado para que o amor seja renovado.

Uma forma de celebrar é preparar um jantar especial, com os pratos que o ente querido gostava, como se fosse um encontro. Colocar uma foto à mesa, acender uma vela e conversar em voz alta, lembrando das histórias e dos momentos vividos juntos, é como trazer de volta, mesmo que por instantes, a presença daquela pessoa. Não se trata de evocar a tristeza, mas de permitir que a lembrança traga sorrisos, risos e até algumas lágrimas que lavam a alma.

Algumas famílias encontram conforto ao criar um altar temporário em dias comemorativos. Esse altar pode ser montado em qualquer lugar da casa e decorado com flores, fotografias e objetos que remetam à pessoa querida. Pode-se colocar ali uma vela acesa, que simboliza a luz do espírito que continua a brilhar em outra dimensão. Assim, o altar se torna um ponto de encontro espiritual, um espaço onde o amor atravessa o tempo.

Plantar uma árvore em memória do ente querido é outro gesto de carinho que une a terra ao céu. À medida que a árvore cresce, cada folha e cada flor que desabrocha são vistas como um sinal de que a memória de quem partiu continua viva e pulsante. Cuidar dessa árvore é como regar as lembranças, nutrindo o solo da saudade com amor. Quando o vento passa pelas folhas, é como se um sussurro viesse dos céus, dizendo que, de alguma forma, a presença espiritual está ali, observando e compartilhando daquele momento.

Além desses rituais, há aqueles que optam por criar cerimônias mais amplas, envolvendo amigos e familiares. Uma cerimônia de lembrança pode ser um momento em que todos compartilham histórias, relembrando as qualidades e os gestos que marcaram a vida de quem partiu. Em um ambiente acolhedor, com músicas que evocam a memória do ente querido, cada relato se transforma em um fio que tece a teia de uma conexão que não se desfez. É nesse espaço que a energia do grupo se une, criando um campo que pode ser sentido como um abraço espiritual.

Para aqueles que preferem um momento de introspecção, um ritual mais solitário pode ser igualmente significativo. Uma caminhada ao ar livre, em um lugar que era especial para ambos, pode ser uma forma de conectar-se com as memórias. Durante essa caminhada, é possível falar em voz baixa ou mentalmente, como se a presença do ente querido estivesse ali, ouvindo cada palavra. Sentar-se em um banco, à beira de um rio ou sob uma árvore, e sentir o vento tocar o rosto pode ser como receber um afago que vem de além.

Os rituais de comemoração, além de oferecerem consolo, ajudam a dar um sentido à saudade. Ao transformar a lembrança em um gesto de celebração, o luto encontra um espaço para se expressar de maneira mais leve, permitindo que as energias se reorganizem e que a dor da ausência encontre um lugar de repouso. Cada vez que celebramos, damos ao coração a chance de reconhecer que o amor nunca desapareceu, apenas mudou de forma.

A beleza desses rituais está em sua simplicidade e autenticidade. Não é preciso seguir fórmulas ou regras rígidas; o mais importante é a intenção por trás de cada gesto. Seja acendendo uma vela, escrevendo uma carta que será deixada ao vento, ou simplesmente dedicando um momento de silêncio em uma data especial, o que importa é que, nesse momento, o amor flui livremente, atravessando as barreiras invisíveis que separam os mundos.

Em algumas tradições, acredita-se que, ao realizar um ato de bondade em nome de quem partiu, a energia dessa ação é compartilhada com o espírito. Pode ser um gesto simples, como doar roupas ou alimentos a quem precisa, ou até mesmo dedicar um momento de escuta a alguém que também enfrenta uma perda. Esses gestos, que partem do coração, reverberam no mundo espiritual, sendo percebidos como uma forma de honra e carinho para aquele que já não está entre nós fisicamente.

Os rituais de comemoração nos ensinam que a morte não é o fim do amor, mas sim uma transformação do laço que nos une. Celebrar a vida do ente querido é um lembrete de que a dor e a alegria podem coexistir, e que, mesmo diante da partida, há sempre um lugar dentro de nós onde o amor continua a viver. Assim, cada celebração é um reencontro, uma forma de dizer que, embora o tempo tenha passado, o sentimento permanece intocado.

E, ao final de cada um desses rituais, quando o último acorde da música ecoa, a vela se apaga ou o vento leva as palavras, há um instante de profunda paz. Nesse instante, é como se pudéssemos sentir a certeza de que a comunicação aconteceu, que a mensagem foi recebida. E que, de algum modo, aquele que partiu também se alegra, do outro lado, por saber que sua memória é cuidada com ternura e que o amor que uniu os corações, aqui e além, continua a brilhar.

Há uma delicadeza no ato de criar momentos especiais para homenagear aqueles que nos deixaram. Cada gesto, cada palavra dita, cada vela acesa, forma uma ponte entre o nosso mundo e o plano espiritual. Os rituais de comemoração, além de honrarem as memórias, transformam-se em oportunidades de cura, onde o luto se entrelaça à gratidão, permitindo que o amor se manifeste em formas sutis, mas poderosas. Ao aprofundar esse tema, exploramos diferentes maneiras de celebrar a vida dos entes queridos, criando um espaço onde a dor da saudade se entrelaça à beleza do reencontro espiritual.

Uma forma tocante de comemorar é através de cerimônias que envolvem familiares e amigos, reunindo aqueles que compartilham as mesmas memórias. Nessas reuniões, pode-se criar um círculo de lembranças, onde cada pessoa é convidada a compartilhar uma história ou uma lembrança que resgate a essência de quem partiu. Pode ser uma piada contada inúmeras vezes, um gesto que marcava sua presença ou um conselho que ainda ecoa nas vidas de todos. À medida que as palavras são ditas, o ambiente se preenche de um calor especial, como se o ente querido estivesse presente, sorrindo e acolhendo cada lembrança.

Essas cerimônias podem ser realizadas em locais significativos, como o quintal da casa onde tantas histórias foram vividas ou em um lugar que tinha um valor especial para quem partiu. O local em si carrega uma energia própria, que se intensifica quando as memórias são revividas. Colocar uma cadeira vazia, simbolizando a presença do ente querido, pode ser um gesto simbólico de que ele ainda faz parte daquele círculo, daquelas risadas, dos olhares que se cruzam com cumplicidade.

Para os que preferem um ritual mais íntimo, a prática de acender lanternas de papel e soltá-las no ar, ao entardecer, pode ser uma forma poética de enviar mensagens ao céu. Cada lanterna, ao se elevar, leva consigo as palavras ditas em silêncio, as orações sussurradas e os desejos de paz e amor. O céu se torna uma tela, onde as luzes suaves desenham um caminho que parece se unir às estrelas. Esse momento é preenchido de um misto de saudade e esperança, como se cada lanterna fosse uma carta de luz que encontrará seu destino além das nuvens.

Outra forma de se conectar é criar uma cápsula do tempo em homenagem ao ente querido. Dentro dessa cápsula, é possível colocar objetos que simbolizem momentos marcantes, como fotografias, cartas, pequenos presentes trocados ao longo dos anos. Ao enterrá-la em um jardim, ou em um lugar significativo, essa cápsula se torna um símbolo de que as memórias estão sendo protegidas, como uma semente que um dia poderá ser desenterrada e revisitada, trazendo de volta o calor dos bons momentos.

Em certas culturas, há também a prática de realizar refeições coletivas em que se deixam pratos servidos como oferenda, na crença de que o espírito do ente querido pode participar desse banquete de forma sutil. Nesses momentos, é comum acender uma vela ao lado do prato, como um convite para que a presença espiritual se faça sentir. A chama da vela, que dança ao ritmo do vento, é vista como um sinal de que, mesmo invisível aos olhos, a alma daquele que se foi está presente, partilhando do alimento e das palavras proferidas.

Uma prática que tem ganhado espaço entre aqueles que buscam uma conexão mais ativa é a de plantar uma flor ou uma árvore em memória do ente querido, e, a cada ano, durante o florescimento, realizar um pequeno ritual ao redor da planta. Esse ato simboliza o ciclo da vida e da morte, onde a presença do ente querido se transforma em vida nova, renascendo nas pétalas que se abrem ao sol. Sentar-se ao lado dessa planta e conversar em voz baixa, como se fosse um confidente, pode ser um modo de expressar saudade e, ao mesmo tempo, sentir que a resposta vem através do balançar das folhas.

Para aqueles que têm uma ligação especial com a água, lançar flores ou mensagens escritas em um rio ou lago pode ser um ritual poderoso. A água, com sua corrente constante, carrega as palavras e intenções, como se fosse uma mensageira entre os mundos. O ato de ver as flores sendo levadas pela correnteza traz uma sensação de entrega e aceitação, de que as mensagens estão seguindo seu curso e que, de alguma forma, serão recebidas onde quer que o espírito esteja. Esse movimento das águas simboliza a própria fluidez da vida, onde tudo está em constante movimento, mesmo aquilo que parece ausente.

Os rituais de comemoração também podem incluir gestos simples, como dedicar um dia para revisitar lugares que eram especiais para o ente querido, refazendo caminhos que foram percorridos juntos. Nessa caminhada, pode-se sentir a presença invisível que acompanha cada passo, como uma sombra carinhosa que observa e sorri. É uma forma de manter viva a conexão, de sentir que, mesmo na ausência física, a essência do ente querido ainda guia os passos de quem ficou.

Para algumas pessoas, criar um álbum de lembranças se torna um ritual de cura. Selecionar fotografias, escrever trechos de memórias e organizar momentos felizes em um caderno especial é uma forma de dar forma tangível ao amor e à saudade. A cada página virada, há um reencontro, uma sensação de que aquelas imagens são janelas para um tempo que ainda vive na memória e no coração. Manter esse álbum em um lugar especial da casa e revisá-lo em datas comemorativas é como visitar um templo sagrado, onde as memórias são veneradas e o amor continua a ecoar.

Não importa a forma que o ritual de comemoração tome, a essência está sempre na intenção e no desejo de manter vivo o laço de amor. E cada gesto, por mais singelo que pareça, tem a capacidade de transformar o ambiente e o coração, tornando a saudade menos árida, mais cheia de significados. Esses rituais nos lembram de que a presença dos entes queridos não se limita à memória; ela está também nas pequenas ondas de energia que nos tocam durante cada celebração, no vento que acaricia, no brilho de uma estrela que parece piscar com mais intensidade.

O final de cada ritual é um convite à introspecção, um momento para respirar fundo e sentir o que se transformou dentro de nós. A chama da vela que se apaga, a flor que se lança ao rio, a lanterna que desaparece no horizonte – todos esses gestos têm em si a beleza de um adeus que é também um até breve, como se a alma compreendesse que, mesmo diante da distância entre os mundos, o amor sempre encontrará uma forma de atravessar. Assim, celebramos e nos despedimos, na certeza de que as memórias continuarão a ser um elo que une o visível e o invisível, o agora e o eterno.

Capítulo 27
Símbolos Naturais

A natureza, em toda a sua vastidão e mistério, guarda sinais que parecem ecoar mensagens de um outro plano, um reflexo das energias sutis que nos conectam ao invisível. Para quem perdeu um ente querido, esses sinais naturais podem surgir como pequenos sussurros do universo, uma forma de comunicação que transcende palavras. São manifestações que, de tão delicadas, precisam de uma sensibilidade aguçada para serem percebidas. Um pássaro que surge inesperadamente, uma brisa suave que toca o rosto, uma borboleta que pousa de forma gentil – cada detalhe pode conter uma mensagem carregada de significados ocultos, como um toque do espírito que se aproxima em momentos de saudade.

Em muitas culturas ao redor do mundo, os animais são vistos como mensageiros, pontes entre o mundo dos vivos e o mundo dos espíritos. As borboletas, por exemplo, são frequentemente associadas à transformação e ao renascimento. Quando uma borboleta aparece em momentos de reflexão, seja ela de cores vibrantes ou de um tom mais discreto, pode ser interpretada como um sinal de que o ente querido está por perto, enviando uma lembrança de sua presença amorosa. Ao observar a delicadeza com que uma borboleta dança ao vento, há quem sinta que ela carrega em si um sopro de esperança, um lembrete de que a vida continua em outra forma, em outra dimensão.

Outro símbolo recorrente são os pássaros. Desde tempos antigos, diversas culturas acreditam que os pássaros, especialmente aqueles de plumagem clara, como os pássaros brancos ou os colibris, trazem consigo as energias dos que partiram. Ver um pássaro que se aproxima de forma inesperada, cantarolando suavemente, pode ser uma forma de comunicação sutil, um sinal de que o ente querido encontra paz e quer transmitir essa serenidade para os que ficaram. Na tradição celta, por exemplo, os corvos são vistos como guias espirituais, enquanto nas culturas asiáticas, o rouxinol é considerado um portador de mensagens do outro lado.

As plantas também têm seu papel como mensageiras da espiritualidade. Árvores específicas, como os salgueiros, que se inclinam com suas folhas em direção à água, são vistas como portais de comunicação entre o mundo visível e o invisível. Sentar-se à sombra de um salgueiro, ou mesmo de um carvalho antigo, pode ser uma experiência de conexão profunda. É como se suas raízes, que mergulham profundamente na terra, também se conectassem aos mistérios do mundo espiritual. O balançar de suas folhas ao vento traz uma sensação de presença, um sussurro que acalma a alma e que pode ser sentido como um abraço invisível.

Os fenômenos naturais, como o arco-íris, também são cercados de simbolismos. Após uma tempestade, quando as cores surgem no céu em uma sequência harmoniosa, muitas pessoas sentem que o arco-íris é um sinal de esperança, uma mensagem de que há beleza e paz além das dificuldades. Aqueles que acreditam na espiritualidade veem no arco-íris uma ponte de cores que conecta o mundo físico ao espiritual, uma trilha que os espíritos podem seguir para se aproximar de quem amam. Da mesma forma, a aparição de um raio de sol que atravessa uma nuvem pesada, iluminando um canto específico, é frequentemente interpretada como um sinal de benção, um toque de luz enviado por quem já partiu.

Na tradição indígena, os elementos da natureza sempre foram vistos como expressões vivas do mundo espiritual. Os xamãs, por exemplo, acreditam que os animais de poder – como águias, lobos, e até mesmo pequenos insetos como as joaninhas – trazem mensagens específicas. Quando uma águia aparece no céu, voando em círculos, é vista como um mensageiro que traz coragem e sabedoria, atributos que podem ser interpretados como um lembrete do ente querido para que sigamos em frente, confiantes. Já a presença de uma joaninha, que pousa levemente na pele, é vista como um sinal de sorte e proteção, um carinho sutil que traz consolo.

As águas, sejam de rios, lagos ou do mar, são percebidas como condutoras de emoções e mensagens espirituais. A maré que vai e vem, com seu ritmo constante, ecoa o movimento da vida e da morte, do encontro e da despedida. Sentar-se à beira de um rio e observar seu fluxo pode trazer uma sensação de proximidade com o ente querido, como se suas lembranças estivessem sendo transportadas pelas ondas. Em alguns momentos, pequenas ondas que se formam de forma inesperada, ou o reflexo de um brilho sobre a superfície da água, podem ser percebidos como sinais de que a presença espiritual está próxima, observando e acolhendo.

A lua, sempre presente em nosso céu noturno, também carrega um simbolismo profundo. Suas fases, que se alternam entre o crescente, o cheio, o minguante e o novo, representam os ciclos da vida, da transformação e da renovação. Em noites de lua cheia, quando a luz prateada cobre tudo com uma camada suave, muitos sentem que é um momento especial para sentir a presença de quem já partiu. A lua cheia tem o poder de amplificar as emoções e as percepções, trazendo à tona lembranças e sensações que normalmente ficam escondidas nas profundezas do inconsciente. Olhar para a lua e falar com o ente querido, em pensamento ou em voz alta, pode ser um ato de conexão, uma forma de enviar palavras ao infinito.

As estrelas, por sua vez, guardam em si o mistério do cosmos. Quando uma estrela cadente risca o céu, há quem faça um pedido, mas também há quem veja nesse instante fugaz um sinal de que um ente querido se manifesta. Esse brilho que aparece e desaparece em um instante, é como um sussurro que vem do outro lado, trazendo a mensagem de que, apesar da distância, há sempre um ponto de luz que conecta os corações.

Observar as constelações, identificar a estrela que parece brilhar mais intensamente e direcionar a ela pensamentos de carinho e saudade pode ser uma forma de sentir que o vínculo permanece, mesmo diante da imensidão do universo.

No fundo, os símbolos naturais são como pequenos presentes que a vida nos oferece, pequenos indícios de que a comunicação entre os mundos não está limitada pelas barreiras da matéria. Cada vez que nos permitimos perceber esses sinais, expandimos nossa sensibilidade e nos conectamos a uma rede invisível de energia que envolve tudo ao nosso redor. Assim, a borboleta, o pássaro, a árvore, o rio e as estrelas se tornam expressões de um amor que transcende o tempo e o espaço, um amor que se comunica em gestos sutis e eternos.

Perceber os sinais da natureza exige uma entrega ao instante, uma disposição em deixar de lado as distrações do cotidiano para mergulhar em uma conexão mais profunda com o ambiente ao redor. A natureza, em sua linguagem silenciosa, fala aos corações que se dispõem a escutar, e essa escuta envolve um estado de presença, onde cada detalhe adquire um significado maior. Cultivar essa sensibilidade é como afinar os sentidos para captar as sutilezas dos gestos que o universo nos oferece. Ao praticar a observação, podemos nos aproximar das manifestações do espiritual, percebendo o mundo natural como um espelho que reflete as mensagens do além.

Um dos primeiros passos para fortalecer essa conexão com os símbolos da natureza é criar momentos regulares de contato com ambientes naturais. A prática de passeios meditativos em parques, florestas ou à beira de um rio oferece uma oportunidade para silenciar a mente e permitir que os sinais se revelem. Caminhar entre as árvores, sentir a textura da terra sob os pés e ouvir o canto dos pássaros são formas de abrir um canal de comunicação sutil. Nesses momentos, é importante não buscar ativamente por sinais, mas sim permitir que a própria natureza se manifeste de maneira espontânea, aceitando aquilo que se revela sem expectativas rígidas.

Uma prática simples e eficaz é escolher um local em um parque ou jardim, um espaço que desperte um sentimento de paz e acolhimento, e ali permanecer em silêncio, observando tudo ao redor. Pode ser uma árvore específica, um banco próximo a um lago, ou um campo aberto onde a brisa toca suavemente o rosto. Durante esse tempo de contemplação, respire profundamente, sinta os sons, os cheiros e as cores. Aos poucos, essa prática de atenção plena ajuda a despertar a percepção para os movimentos sutis ao redor, como a aparição de um pássaro, o balançar das folhas ou a forma como a luz atravessa as nuvens.

Além dos passeios meditativos, a prática de manter um diário de observações da natureza pode ser uma forma poderosa de registrar os momentos em que os sinais se manifestam. Anotar as aparições de animais ou fenômenos naturais que surgem de forma inesperada, acompanhados dos sentimentos que despertam, é uma maneira de refletir sobre o possível significado dessas ocorrências. Esse diário pode se tornar um espaço de reflexão íntima, onde os eventos que, à primeira vista, pareciam triviais, revelam-se como parte de uma conversa mais ampla com o universo. Ao reler essas anotações, com o passar do tempo, é possível encontrar padrões e perceber como esses sinais se entrelaçam com momentos significativos de sua jornada pessoal.

Outro exercício que pode fortalecer essa percepção é a prática de "escolher um mensageiro". Isso envolve escolher, de forma intuitiva, um elemento da natureza ao qual você sente uma ligação especial, como um tipo de pássaro, uma árvore específica ou até mesmo um fenômeno como a chuva. Esse mensageiro se torna um símbolo pessoal, que representa a comunicação com o ente querido. Cada vez que ele aparece de maneira marcante em sua vida, como a visita inesperada do pássaro ou a chuva que chega num dia de reflexão, você pode interpretar como um aceno, uma forma de presença daquele que partiu. É como se a natureza tivesse escolhido um canal para continuar um diálogo que transcende o tempo.

Passeios próximos à água são particularmente ricos em possibilidades de conexão. Rios, lagos e até mesmo a imensidão do oceano carregam em si a simbologia do fluxo da vida, da purificação e da renovação. Ao sentar-se à beira de um rio, permita que seus pensamentos sigam a correnteza, imaginando que suas memórias e sentimentos são levados pelas águas até o ente querido. Pode ser um momento de envio de mensagens silenciosas, uma forma de comunicação que dispensa palavras. Em troca, observe as mudanças sutis no ambiente, como o reflexo do sol na superfície, a formação de pequenas ondas ou a súbita aparição de uma folha que flutua ao seu lado.

A prática de contemplar as estrelas é outra forma de cultivar essa sensibilidade espiritual. Quando a noite se estende e o céu se enche de pontos de luz, há algo de mágico em levantar os olhos e sentir a imensidão do universo. Em noites claras, encontrar uma estrela que parece brilhar com mais intensidade e dedicar alguns momentos para enviar pensamentos de carinho pode ser um ritual reconfortante. Se, em seguida, uma estrela cadente risca o céu, é possível sentir que aquele instante é um presente, uma resposta que veio de longe. Mesmo na vastidão do cosmos, essa conexão pessoal nos faz perceber que não estamos sozinhos em nossa jornada.

A prática de observação em ambientes naturais pode ser estendida para dentro de casa, criando um espaço sagrado onde elementos da natureza são trazidos como símbolos. Um pequeno altar com pedras recolhidas em um passeio, folhas secas de uma árvore que marcou um momento especial, ou mesmo um vaso de flores que trazem uma memória afetiva, pode ser uma forma de manter a conexão com o ente querido viva no cotidiano. Ao dedicar um tempo para acender uma vela nesse espaço, ou simplesmente sentar-se diante dele em silêncio, você reforça a presença da natureza como uma ponte de comunicação entre os mundos.

Esses rituais de contemplação e observação ajudam a fortalecer a intuição, permitindo que as mensagens espirituais se revelem de forma mais clara. A intuição, esse sexto sentido que nos guia para além do raciocínio lógico, é fundamental para interpretar os símbolos naturais. Não se trata apenas de encontrar respostas, mas de sentir a harmonia entre as manifestações do mundo ao redor e o que pulsa em seu coração. É a sensação de que, ao olhar para uma borboleta que pousa suavemente em sua mão, algo em você reconhece a presença de quem partiu, de forma serena e plena.

Cultivar essa conexão íntima com a natureza não é apenas um exercício espiritual, mas também uma forma de reconectar-se consigo mesmo. Quando aprendemos a ver a natureza como uma aliada, como uma expressão viva dos mistérios que nos cercam, tornamo-nos mais abertos ao inesperado, mais sensíveis aos sussurros do vento e às nuances da luz. E, assim, as mensagens dos entes queridos se entrelaçam com o ciclo da vida que se desdobra em cada amanhecer, em cada folha que cai e em cada pássaro que canta ao longe.

Os símbolos naturais são, em sua essência, um convite ao despertar. Eles nos lembram que, mesmo em um mundo de perdas e saudades, existe uma beleza que nos acompanha, um fio invisível que conecta os corações. São lembretes de que a vida continua em formas diversas, e que a memória daqueles que amamos permanece viva em cada folha que dança ao vento, em cada gota de chuva que toca o solo. Ao abrir os sentidos para essas mensagens, encontramos um consolo que transcende as palavras, um abraço invisível que nos envolve e nos recorda que o amor é, acima de tudo, eterno.

Capítulo 28
A Jornada do Luto

A travessia do luto é um processo que envolve inúmeras camadas de sentimentos, lembranças e a profunda necessidade de encontrar um novo sentido para a vida. Cada pessoa experimenta essa jornada de uma forma única, pois as dores e os amores que guardamos em nosso coração são singulares. Perder alguém querido é como enfrentar um mar desconhecido, onde as ondas variam de intensidade, indo desde as tempestades de tristeza até momentos de uma calma inesperada, onde a saudade se transforma em um sorriso, ainda que breve.

Nesse caminho, a ideia de que podemos enviar mensagens e manter uma comunicação sutil com o ente querido surge como um farol em meio à escuridão. Não se trata de buscar respostas rápidas ou preencher o vazio deixado pela partida, mas sim de entender que a conexão que tivemos em vida pode permanecer viva de outra maneira, mais silenciosa e delicada, mas não menos significativa. Para muitos, esse elo espiritual ajuda a encontrar consolo, trazendo um alento à dor da ausência física. É um processo que, ao invés de negar a realidade da perda, nos convida a aceitar que o amor transcende as formas palpáveis.

O luto, ao contrário do que muitos acreditam, não é uma experiência linear. Não há uma linha reta que nos conduz da dor à superação. É mais como uma espiral, onde voltamos a sentir a perda de diferentes formas à medida que avançamos em nossa vida. Certos dias podem parecer mais leves, como uma brisa suave que nos acaricia, enquanto outros trazem de volta a força do mar agitado. E é nesses altos e baixos que a prática de enviar mensagens aos entes queridos pode oferecer momentos de reconforto. Não é que a dor se dissipe por completo, mas há uma sensação de que, mesmo em planos diferentes, ainda há uma ponte invisível que liga os corações.

Algumas culturas veem o luto como um período em que as almas dos que partiram ainda estão próximas, observando o desenrolar da vida daqueles que amam. Nesses primeiros momentos, a sensação de presença é forte, quase palpável. Pode ser uma brisa que surge de repente, um aroma familiar que invade a casa ou até mesmo um sonho que parece mais real do que os outros. Esses sinais são como lembretes de que, embora o corpo físico não esteja mais aqui, a essência do ente querido ainda vibra ao nosso redor. Esses instantes podem ser acolhidos como parte do processo de adaptação, como um abraço do invisível que nos diz que a separação não é completa.

A jornada do luto também é um convite a um diálogo interno profundo. Em meio à dor, surgem questionamentos sobre a vida, o propósito e a própria natureza da existência. E, nesse diálogo, a ideia de poder se comunicar espiritualmente oferece uma nova perspectiva: ao invés de apenas buscar respostas externas, podemos nos voltar para dentro, sentindo a conexão em nosso coração. É como se, ao nos aquietarmos e aceitarmos o que sentimos, conseguíssemos ouvir as respostas que não vêm em palavras, mas em sensações, em intuições que nos abraçam de forma serena.

Para aqueles que atravessam essa jornada, é importante criar momentos de conexão consigo mesmo, onde a memória do ente querido possa ser revivida sem pressa, sem expectativas de que a dor desapareça. Meditações simples, onde se imagina a presença do ente querido ao lado, ou a escrita de uma carta expressando o que sente, podem ser formas de aliviar o peso que se carrega no peito. Esse processo de externalizar os sentimentos, seja em palavras, em lágrimas ou em um silêncio respeitoso, é uma forma de reconhecer o amor que persiste, mesmo quando a ausência se faz presente.

A prática de manter objetos que remetam ao ente querido, como uma peça de roupa, uma joia ou uma fotografia, também pode ser uma maneira de sentir que a presença continua viva, ainda que de outra forma. Esses objetos carregam consigo as histórias compartilhadas, os risos, os olhares. Tê-los em um lugar especial, onde se possa revisitar esses momentos de tempos em tempos, é como criar um espaço de memória que conforta a alma. Nesses instantes, é possível sentir que, mesmo na ausência, há um toque de carinho que perdura, um toque que fala de um amor que não foi dissolvido pela distância dos planos.

A jornada do luto, em sua complexidade, é também uma oportunidade de reconectar-se com a própria essência, de perceber a fragilidade e a beleza da vida de um novo ângulo. E, ao mesmo tempo, perceber que aquilo que realmente importa, aquilo que é feito de amor, não se perde. Não é preciso apressar essa jornada ou buscar respostas prontas. Cada dia é uma oportunidade de se redescobrir e de encontrar um novo equilíbrio entre a saudade e a aceitação. E, nos momentos em que a dor parece maior, lembrar que os entes queridos que partiram, talvez, estejam ao nosso lado de uma forma que nossos olhos não podem ver, mas que o coração consegue sentir.

O luto é, em seu âmago, uma expressão do amor. A tristeza que sentimos é um reflexo da profundidade dos laços que criamos. E, nesse sentido, a possibilidade de enviar mensagens, de se sentir em sintonia com a essência daqueles que partiram, é uma forma de transformar essa dor em um caminho de reconexão. É reconhecer que, mesmo diante da dor, há um fio de esperança que nos une, um fio que atravessa o tempo e o espaço, ligando nossos corações àqueles que amamos.

E assim, a jornada do luto se torna uma trilha que, apesar dos espinhos, também nos conduz a florescer em uma nova compreensão sobre a vida e a morte. É um caminho onde cada passo, por mais difícil que seja, carrega a promessa de um reencontro silencioso, um aceno que surge no vento ou na luz suave de uma estrela distante. Um caminho onde a saudade se transforma em uma força que nos faz seguir adiante, levando consigo a certeza de que, de alguma forma, o amor sempre encontrará uma maneira de permanecer.

Encontrar esperança após a perda é um processo que se revela aos poucos, como o amanhecer que segue uma noite longa e escura. A dor nunca desaparece por completo, mas muda de forma, transformando-se em algo que pode ser carregado com mais leveza. Há uma beleza silenciosa nessa transformação, onde as cicatrizes do luto se tornam marcas de um amor profundo, um amor que atravessou a barreira do tempo e do espaço. E, para muitos, essa jornada ganha um novo significado ao integrar a prática de se comunicar espiritualmente com aqueles que partiram.

A conexão espiritual, neste contexto, não é uma fuga da realidade da perda, mas uma maneira de ressignificá-la. É a busca por um sentido maior, uma aceitação que não renega a dor, mas a acolhe, a entende e a transforma em uma fonte de força interior. Entre relatos de pessoas que encontraram conforto ao perceber sinais dos entes queridos em sonhos, ou em momentos de sincronicidade que trazem lembranças tão vívidas, existe um fio comum: a certeza de que, mesmo na ausência, o amor continua a fluir.

Um exemplo disso é a história de Helena, que, após perder seu irmão, passou a sentir a presença dele em pequenas coisas do dia a dia. "Ele sempre gostou de girassóis, e, após sua partida, comecei a encontrar essas flores em lugares inesperados, como se fossem mensagens dele, me lembrando de que está em paz", ela conta. Para Helena, os girassóis se tornaram mais do que uma lembrança do irmão; tornaram-se símbolos de uma comunicação sutil, que aquieta o coração e traz um sopro de esperança nos dias mais difíceis.

Essas experiências, que muitos poderiam chamar de coincidências, são vistas por aqueles que buscam uma conexão espiritual como um diálogo silencioso. Uma música que toca na rádio e que traz de volta uma memória feliz, uma borboleta que aparece de repente em um momento de tristeza, ou até mesmo o nome do ente querido que surge em um livro aleatório — são sinais que parecem carregados de um significado mais profundo. Eles são como pequenas janelas que se abrem para um espaço onde a dor e o amor coexistem, onde a saudade é acolhida com ternura.

Para além dos sinais, há práticas que podem ser incorporadas ao cotidiano para facilitar essa jornada de reconexão. Manter um diário, por exemplo, é uma forma de dar voz ao que não pode ser dito em palavras. Escrever sobre os sentimentos, os sonhos, e as impressões que surgem durante os momentos de reflexão ajuda a organizar as emoções, a criar um espaço interno onde a presença do ente querido pode ser sentida de forma mais nítida. Cada palavra escrita se torna uma espécie de ponte, um caminho que liga o coração à memória.

Outra prática que muitos encontram útil é dedicar um espaço no lar para a memória do ente querido, onde objetos que remetem à sua essência possam ser dispostos com carinho. Pode ser um canto na sala com uma fotografia, uma vela acesa ao lado de um pequeno vaso de flores, ou um item que traz boas lembranças. Esse espaço físico funciona como um ponto de ancoragem, um lugar onde se pode sentar, respirar profundamente e sentir a presença do ente querido, mesmo que de maneira invisível aos olhos.

Marta, que perdeu sua mãe, encontra conforto em acender uma vela nesse espaço todas as noites. "Sinto que, quando faço isso, estou enviando a ela uma luz, e que, de algum modo, ela recebe essa luz onde quer que esteja", diz. Para Marta, essa prática simples se transformou em um ritual pessoal que ajuda a lidar com a dor da ausência, ao mesmo tempo em que fortalece a sensação de que a conexão entre ela e sua mãe permanece viva.

A jornada do luto é também um aprendizado sobre a resiliência do espírito humano. As práticas espirituais, como a meditação, a escrita de cartas e a observação dos sinais, não são remédios que curam a dor, mas são ferramentas que nos ajudam a navegar por ela. E à medida que integramos essas práticas ao cotidiano, começamos a perceber que a dor, embora intensa, é apenas um aspecto da experiência. Por trás dela, há uma força que pulsa, um desejo de honrar a memória dos que partiram, mantendo viva a chama do amor que foi compartilhado.

Entre os relatos de superação, há uma constante: a gratidão que começa a se sobrepor à dor, ainda que de forma tímida. É a gratidão pelas memórias vividas, pelos momentos felizes que, mesmo com a saudade, se tornaram eternos. A gratidão por ter conhecido e amado profundamente, por ter sido transformado por esse amor. Essa gratidão não apaga a tristeza, mas a suaviza, transformando-a em uma forma de celebração pela vida do ente querido, que continua a inspirar, mesmo em sua ausência física.

Para alguns, encontrar essa esperança é um processo que exige tempo, e cada passo dessa caminhada é único. Não há prazos ou fórmulas prontas para superar a dor da perda, e tudo bem. É importante respeitar o próprio ritmo, permitir-se sentir o que for necessário sentir, sem julgamentos. Há dias em que a tristeza é como uma onda que arrasta, e há outros em que um sorriso surge ao recordar um momento feliz. E, nesses dias mais leves, é possível sentir que a vida está retomando seu curso, que as cores começam a retornar ao que parecia desbotado.

A jornada do luto, com todas as suas oscilações, também é uma jornada de autodescoberta. Aqueles que se abrem à possibilidade de comunicar-se com os entes queridos que partiram, de percebê-los em gestos sutis, encontram um novo sentido na própria existência. Percebem que a vida e a morte não são opostos, mas partes de um ciclo maior, um ciclo onde o amor é o fio que une cada experiência, cada aprendizado, cada despedida.

Assim, aos poucos, o luto se transforma em um campo onde florescem novos significados, novas formas de amar. É um campo que não se esquece das cicatrizes, mas que as acolhe, que as transforma em raízes de um amor que agora se espalha pelo invisível. Um campo onde a presença se torna espiritual, onde os sussurros do mundo que não vemos se misturam aos nossos próprios pensamentos, criando uma harmonia que nos lembra de que, mesmo além da vida, continuamos unidos. E essa harmonia é, em última instância, o que nos ajuda a seguir adiante, a encontrar um novo amanhecer no horizonte de nossa alma.

Capítulo 29
Nova Perspectiva

A jornada até aqui tem sido um entrelaçamento delicado de memórias, práticas e emoções. Agora, ao nos aproximarmos do final, é o momento de refletir sobre como essas experiências podem transformar a visão que temos da vida e da morte. Para muitos, perder um ente querido é como uma ruptura na trama da existência, um vazio que parece consumir a lógica do cotidiano. Mas, ao buscar uma conexão espiritual, ao permitir que essa comunicação sutil se faça presente, um novo olhar sobre o ciclo da vida pode surgir.

Esse novo olhar começa a se formar a partir da aceitação de que a morte não é o fim absoluto, mas um portal para outra forma de existência. De maneira sutil, as práticas espirituais nos convidam a perceber que a vida se estende além do que os sentidos imediatos alcançam. O amor que sentimos, as memórias que guardamos e até mesmo os sinais que aparecem no silêncio do dia a dia, todos eles se entrelaçam em um fio invisível que nos conecta ao que está além. Esse fio, tão delicado quanto poderoso, é uma oportunidade de perceber a continuidade da vida em suas diversas formas, sejam elas visíveis ou não.

Em diversas culturas ao redor do mundo, a morte é entendida não como uma barreira intransponível, mas como uma transição, um retorno à essência do universo. Os antigos egípcios, por exemplo, consideravam que a alma se desprendia do corpo e seguia uma jornada para além do mundo físico, onde era possível manter um contato com os vivos através de sonhos e símbolos. Já nas tradições orientais, como o budismo, acredita-se que a vida é um ciclo contínuo de nascimentos e mortes, e que a energia de uma pessoa persiste, influenciando aqueles que permanecem no plano terreno. Essas perspectivas, quando olhadas de perto, nos mostram que a ideia de uma comunicação contínua entre os mundos tem raízes profundas na humanidade.

Ao nos abrirmos para essas visões, algo começa a se transformar dentro de nós. A dor da perda, embora ainda presente, se entrelaça com uma compreensão mais ampla do que significa viver e morrer. Não se trata de negar a tristeza, mas de permitir que ela conviva com uma nova esperança, com a possibilidade de que o amor que sentimos transcende a partida física. Cada prática, cada ritual, cada momento de silêncio em busca de um sinal, nos aproxima dessa perspectiva, tornando o processo de luto uma jornada de expansão da consciência.

Essa nova perspectiva também traz uma profunda mudança na maneira como lidamos com o tempo. Antes, o tempo do luto parecia infinito, uma linha contínua que nos arrastava sem pausa. Agora, os momentos de ternura, os sinais de sincronicidade e as comunicações sutis nos ensinam a ver o tempo como algo cíclico, onde passado, presente e futuro se entrelaçam em uma dança. Não estamos mais presos ao que foi ou ao que será, mas nos tornamos capazes de valorizar o instante presente, sabendo que ele carrega em si todas as memórias que guardamos e todas as esperanças que cultivamos.

Nesse contexto, a saudade, que antes se apresentava como um fardo, pode ser vista como um elo. Cada pensamento que dedicamos a quem partiu, cada lembrança que nos faz sorrir ou chorar, é um movimento dessa ligação que nunca se rompeu de verdade. Em vez de tentar esquecer, passamos a acolher essas lembranças como parte de uma história que ainda se desenrola, ainda que em outros planos. E é nesse acolhimento que a transformação se manifesta: percebemos que a ausência física não é sinônimo de esquecimento, e que o amor encontra novos caminhos para se expressar.

Na prática, essa visão renovada se traduz em pequenos gestos de conexão. Aqueles que adotam essas práticas de comunicação espiritual frequentemente relatam que, ao longo do tempo, passam a enxergar a própria vida com mais profundidade. A necessidade de correr contra o tempo diminui, e as coisas simples, como o som do vento nas árvores ou o brilho das estrelas em uma noite tranquila, ganham novos significados. É como se, ao nos abrir para o mistério da vida após a morte, começássemos a enxergar a vida presente com mais nitidez, apreciando cada instante como uma dádiva.

Um exemplo disso é a história de João, que após a perda de sua esposa, encontrou na escrita de cartas para ela uma forma de manter a comunicação e expressar seu luto. Com o tempo, ele percebeu que, ao escrever, também estava escrevendo para si mesmo, encontrando respostas para as perguntas que o atormentavam. "Descobri que, ao falar com ela, eu estava descobrindo novas partes de mim mesmo", relata. A prática de João se tornou uma espécie de meditação, um caminho de autoconhecimento que lhe revelou uma nova forma de encarar a própria existência.

Essa transformação não é um processo linear. Há dias em que o vazio da perda parece tomar conta de tudo, e a ideia de uma continuidade espiritual parece distante. Mas, ao persistir nas práticas, ao manter viva a busca por sinais, é possível encontrar uma serenidade que antes parecia inatingível. Essa serenidade é um reflexo de uma aceitação que vai além da simples conformidade; é a aceitação de que a vida é repleta de mistérios que talvez nunca compreendamos completamente, mas que podemos sentir de maneira profunda.

Assim, a nova perspectiva que se desenha não apaga a dor, mas a envolve em um entendimento mais amplo. É um entendimento que nos diz que a morte não é uma perda irreparável, mas uma transformação, uma passagem. Os entes queridos que partiram se tornam como estrelas no céu, sempre presentes, ainda que à distância. Olhar para essas estrelas é lembrar que cada um de nós é parte de um vasto universo, onde as conexões se estendem para além do que os olhos podem ver.

E, ao perceber essa continuidade, começamos a encontrar um novo sentido em nosso próprio caminho. A vida se torna um espaço onde as experiências de amor e perda se entrelaçam, onde cada lágrima e cada sorriso têm um lugar. Essa nova visão nos ensina a valorizar não apenas o que ainda temos, mas também o que já tivemos, sabendo que nada se perde completamente. Tudo, de alguma forma, continua a vibrar no universo, encontrando novas formas de se manifestar.

Essa é a essência da transformação que surge ao longo do processo de luto e da busca pela comunicação espiritual. Uma transformação que nos torna mais sensíveis ao que não pode ser visto, mas que pode ser sentido; que nos ajuda a encontrar força na memória, esperança no invisível, e paz na certeza de que o amor é a energia que atravessa todos os mundos. Ao final dessa jornada, percebemos que a vida, com todas as suas despedidas, continua a ser um milagre, onde a presença e a ausência se equilibram em um movimento constante, revelando que o que realmente importa nunca se perde.

Ao nos aproximarmos do término dessa jornada, a percepção do mundo espiritual e da vida após a morte se revela como um imenso campo de possibilidades, onde os sentimentos, as memórias e as energias que compartilhamos continuam a pulsar. A aceitação da finitude do corpo físico torna-se um ponto de partida para uma reflexão mais profunda sobre o que significa ser eterno, ainda que em uma forma distinta da qual estamos acostumados. A ideia de que a morte é uma passagem e não um fim definitivo permite que o luto seja transformado em uma jornada de aprendizado, onde cada perda se torna também um reencontro, ainda que de forma sutil e etérea.

Essa compreensão, no entanto, não chega de maneira abrupta, mas se desdobra gradualmente. A dor inicial da partida, a angústia do silêncio e o vazio deixado pela ausência são aspectos naturais do processo de despedida. Mas, em meio a isso, cada pequeno sinal, cada sensação de proximidade ou sonho revelador, é uma fresta pela qual se pode vislumbrar um novo horizonte. Um horizonte que não nega a dor, mas a abraça, reconhecendo que o sofrimento é parte daquilo que nos torna humanos, ao mesmo tempo em que nos impulsiona a buscar um sentido maior.

Os rituais, as práticas de comunicação espiritual e os momentos de contemplação descritos ao longo deste livro têm um propósito que vai além da simples tentativa de contatar os que partiram. Eles são também uma forma de nos reconciliarmos com a realidade da impermanência, de aceitarmos que a vida é feita de ciclos, de chegadas e partidas, de encontros e despedidas. Cada prática, cada ritual, cada instante de silêncio é uma oportunidade de nos conectarmos não apenas com os entes queridos, mas também com nós mesmos, de redescobrirmos o que verdadeiramente importa em nossa caminhada.

Nesse ponto, o conceito de continuidade ganha um novo significado. A continuidade que buscamos não é necessariamente a de manter a presença física, mas a de sustentar o amor, as lembranças e a energia que compartilhei com quem já se foi. Quando pensamos em nossos entes queridos com carinho, quando recordamos momentos de felicidade e de aprendizado, estamos permitindo que sua existência continue a ressoar em nossas vidas. Essas memórias se tornam parte de nossa identidade, de nossa forma de ver o mundo e de lidar com as mudanças que ele nos impõe.

Aceitar a finitude do corpo físico não significa apagar os rastros de quem amamos, mas entender que, em algum nível, eles continuam presentes em tudo o que somos. A energia que um dia nos uniu persiste, ainda que em uma forma diferente, como uma música que ecoa ao longe, trazendo consolo em meio ao silêncio. É um consolo que nos lembra de que o amor é, de fato, um elo eterno, uma força que transcende as barreiras impostas pelo tempo e pelo espaço. Esse amor não conhece fronteiras, e é ele que torna possível a sensação de que, mesmo após a partida, há algo que permanece.

Essa percepção nos permite olhar para o mundo com um novo olhar, um olhar que vê além da matéria e do que é visível. A conexão espiritual que cultivamos, seja através das práticas de visualização, dos rituais de gratidão ou dos momentos de introspecção, nos ajuda a sentir que a vida é permeada de mistérios, e que em cada um deles há uma centelha de esperança. Ao abrir nossos corações para essa realidade invisível, encontramos uma força que nos sustenta, uma certeza de que, mesmo em meio à dor da saudade, há uma beleza intrínseca na continuidade do amor.

Cada leitor, ao trilhar essa jornada, encontrará um caminho único, pois cada um carrega em si uma história singular de perda e de busca por sentido. No entanto, a essência que nos une é a mesma: a busca por reconectar-se com aquilo que é eterno, por compreender que a vida e a morte não são opostas, mas partes complementares de uma mesma dança cósmica. Ao olhar para o céu e ver uma estrela que brilha mais forte, ao sentir a brisa que nos toca suavemente, ou ao se deparar com uma sincronicidade que parece falar diretamente ao coração, percebemos que a vida continua a nos oferecer sinais de que não estamos sozinhos.

A aceitação da finitude do corpo físico, portanto, não é um fim, mas um começo. Um começo de uma nova forma de ver e de sentir, onde os laços com quem partiu continuam a vibrar como uma melodia suave que nos acompanha ao longo de nossos dias. Nessa melodia, encontramos a paz, a certeza de que, mesmo em diferentes planos, o amor é o fio que tece nossa existência, que nos liga uns aos outros, e que nos dá força para seguir adiante.

Há quem diga que a vida é breve como o sopro de um vento, e que diante da vastidão do universo, nossas dores e alegrias são pequenas. Mas é justamente essa brevidade que nos torna preciosos. E ao compreender que nossas experiências não se encerram com a morte, mas se transformam, vemos que há uma continuidade em tudo o que somos e vivemos. Cada lembrança, cada sorriso que partilhamos, e cada palavra que ficou por dizer, tudo isso encontra um novo lugar, um novo sentido, na vastidão do espírito.

Assim, ao concluir essa jornada, a esperança se torna uma companheira constante. Esperança de que, mesmo nas noites mais escuras, há uma estrela que nos guia, um sinal de que a vida é um milagre que não cessa, mas que se reinventa em cada gesto, em cada memória. A dor da perda ainda poderá surgir, como uma onda que nos surpreende. Mas agora há uma nova perspectiva, que nos permite ver além, que nos lembra de que o amor que compartilhamos jamais se apaga, e que mesmo aqueles que partiram continuam a nos acompanhar, de formas que vão além da compreensão humana.

    A mensagem final deste livro é um convite à paz. Uma paz que surge do entendimento de que tudo o que amamos permanece vivo em nossa memória, em nossos corações e nas pequenas manifestações do cotidiano. É um convite para que cada leitor, ao sentir a presença daqueles que ama, saiba que há um laço que jamais será rompido. Um laço que, invisível aos olhos, brilha como um farol na escuridão, guiando-nos a cada passo, a cada nova descoberta.

    O que nos resta, ao final, é viver com essa consciência, permitindo que ela nos traga conforto e serenidade. Que a busca por essa conexão espiritual continue a ser um caminho de descoberta, um caminho onde cada um encontre a sua própria forma de sentir, de lembrar, de amar. Pois, no final das contas, a vida, em toda a sua complexidade, é um ato de amor. E o amor, esse elo que atravessa os mundos, é a força que nos une para sempre.

Epílogo

Você percorreu um caminho profundo, cruzou um espaço onde a lógica se curva ao mistério, e agora, ao chegar ao fim desta jornada, carrega consigo algo que não pode ser medido. As respostas que buscou talvez não tenham vindo na forma que esperava, mas a sua percepção do mundo ao seu redor certamente mudou. Você aprendeu que o que nos separa daqueles que amamos é, muitas vezes, apenas um véu tênue, uma cortina de neblina que pode ser atravessada com o toque de um pensamento, o calor de uma lembrança.

Neste ponto de chegada, percebe que a vida e a morte dançam em um ritmo que não pode ser visto, mas que pode ser sentido. As tradições que aqui encontrou são como estrelas que orientam através de uma noite escura. Elas não prometem desfazer a dor da ausência, mas nos ensinam a conviver com ela de uma maneira diferente. Você descobriu que o amor que liga os corações pode transformar-se em presença, mesmo quando os olhos não podem mais ver. As mensagens, os sinais, os momentos de ternura que tocamos ao longo destas páginas são lembretes de que o que foi compartilhado permanece vivo, mesmo em outra forma.

Agora, ao fechar este livro, o conhecimento que você adquiriu não desaparece. Ele se infiltra em seu olhar, em sua respiração, em cada pensamento que ainda guarda um traço de saudade. E você sabe que, sempre que desejar, pode encontrar um caminho de volta para essa conexão. Seja através de um ritual simples, de uma prece sussurrada ao vento, ou da lembrança que surge em uma manhã fria de inverno, você aprendeu que os laços que teceram a sua história com aqueles que partiram ainda vibram, como cordas tocadas por uma brisa que vem de longe.

O que foi revelado é uma nova forma de olhar para o mundo, onde o visível e o invisível se encontram em um abraço silencioso. Você agora compreende que, mesmo nos momentos de maior escuridão, há uma luz que guia os passos de quem busca. Essa luz está nas palavras que não foram ditas, nos sonhos que chegam inesperados, nas músicas que tocam o coração e nas velas que acendem uma chama de esperança. Ela é o fio que une o que parecia separado, mostrando que o fim é apenas uma curva, uma mudança de perspectiva.

Ao sair deste espaço de introspecção e mistério, saiba que não está mais só em sua busca. Há uma sabedoria antiga que caminha ao seu lado, uma tradição que o acolhe e que lhe diz que o amor é maior do que qualquer distância. E talvez, ao olhar para as estrelas ou ao ouvir o som de uma folha que cai suavemente, você se lembre de que cada encontro nesta vida é um reflexo de um laço que nunca se rompeu. O fim destas páginas não é um encerramento, mas um convite a continuar explorando, a sentir e a viver com a certeza de que a conexão entre os mundos é mais próxima do que jamais imaginou.

A jornada pode ter chegado ao fim, mas o aprendizado, esse ecoa por muito tempo, guiando seus passos para o que está além do que se vê.

www.ingramcontent.com/pod-product-compliance
Lightning Source LLC
LaVergne TN
LVHW040142080526
838202LV00042B/2994